Wirbelsäulendeformitäten – Band 1
Beiträge zu Therapie und Rehabilitation
in Klinik und Praxis

Herausgegeben von Hans-Rudolf Weiss

Wissenschaftlicher Beirat

H. G. Götze, Hamm   J. Heine, Mainz   H. H. Matthiaß, Münster
E. Schmitt, Frankfurt a. M.   O. Schmitt, Homburg/Saar
H. Stürz, Gießen

Krankengymnastischer Beirat

J. Kraemer, Köln   I. Schönberg, Bad Wörishofen
N. Schöning, Hopfen am See

Hans-Rudolf Weiss (Hrsg.)

Erwachsenenskoliose –

Konservative Behandlung der idiopathischen Skoliose

Mit 35 Abbildungen und 16 Tabellen

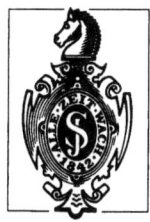

Springer-Verlag
Berlin Heidelberg New York
London Paris Tokyo
Hong Kong Barcelona
Budapest

Dr. med. Hans-Rudolf Weiss
Katharina-Schroth-Klinik
Leinenbornerweg 44
D-6553 Sobernheim

ISBN-13:978-3-540-54600-9   e-ISBN-13:978-3-642-84611-3
DOI: 10.1007/978-3-642-84611-3

Dieses Werk ist urheberrechtlich geschützt. Die dadurch begründeten Rechte, insbesondre die der Übersetzung, des Nachdrucks, des Vortrags, der Entnahme von Abbildungen und Tabellen, der Funksendung, der Mikroverfilmung oder der Vervielfältigung auf anderen Wegen und der Speicherung in Datenverarbeitungsanlagen, bleiben, auch bei nur auszugsweiser Verwertung, vorbehalten. Eine Vervielfältigung dieses Werkes oder von Teilen dieses Werkes ist auch im Einzelfall nur in den Grenzen der gesetzlichen Bestimmungen des Urheberrechtsgesetzes der Bundesrepublik Deutschland vom 9. September 1965 in der jeweils geltenden Fassung zulässig. Sie ist grundsätzlich vergütungspflichtig. Zuwiderhandlungen unterliegen den Strafbestimmungen des Urheberrechtsgesetzes.

© Springer-Verlag Berlin Heidelberg 1991

Die Wiedergabe von Gebrauchsnamen, Handelsnamen, Warenbezeichnungen usw. in diesem Werk berechtigt auch ohne besondere Kennzeichnung nicht zu der Annahme, daß solche Namen im Sinne der Warenzeichen- und Markenschutz-Gesetzgebung als frei zu betrachten wären und daher von jedermann benutzt werden dürfen.

Satz: Reproduktionsfertige Vorlage vom Herausgeber

19/3130-543210 - Gedruckt auf säurefreiem Papier

Vorwort

Bei meinem (erstmaligen) Besuch eines Kongresses der Europäischen Gesellschaft für krankengymnastische Skoliosebehandlung, G.E.K.T.S. im Oktober 1989 wurde ich von der Vielfalt der dort ausgetauschten neuen Informationen angenehm überrascht. Vor allem beeindruckte mich das Auftreten der seit 16 Jahren bestehenden internationalen Gruppe von Krankengymnasten (mit Vertretern aus Belgien, den Niederlanden, Frankreich, Spanien, Italien und der Schweiz).

Als derzeitiger Vorsitzender der deutschen Gesellschaft für krankengymnastische Skoliosebehandlung gewann ich die Überzeugung, daß es der Mühe wert wäre, die wichtigsten Beiträge zu den Kongressen der G.E.K.T.S. auch in deutscher Sprache zu veröffentlichen. Für dieses Vorhaben fand ich sowohl bei dem Vizepräsidenten, Hugo Craenen, der den Kongreß 1989 in Leuven vorbereitet hatte, als auch bei dem Präsidenten der G.E.K.T.S., Paul Ducongé, lebhafteste Unterstützung.

Dank gebührt neben den Genannten auch meinem Kollegen und Freund, Herrn Dr. Schmidt-Ohlemann, für seine stete Hilfsbereitschaft und kompetente Beratung. Ebenso ist den Damen und Herren des wissenschaftlichen und krankengymnastischen Beirats zu danken, die sich spontan bereit erklärten, die Herausgabe dieses Buches zu fördern.
Nicht zuletzt sind die Mitarbeiter des Springer-Verlags in diesen Dank einzuschließen, deren Bereitschaft zur Publikation und sachkundigen Ausgestaltung der Kongreßbeiträge zum vorliegenden Ergebnis geführt hat.

Ich hoffe, daß mit diesem Projekt zwischen den bisher durch Sprachbarrieren getrennten Krankengymnasten, Orthopädiemechanikern und Orthopäden eine Brücke geschlagen wird, die die weitere internationale Zusammenarbeit erleichtert und verbessert.

Sobernheim, im Herbst 1991　　　　　　　　　　　　　　　　*Hans-Rudolf Weiss*

Inhaltsverzeichnis

Krankengymnastik in der Behandlung der leichten Skoliose
P. Klisic, Z. Nikolic, M. Filipovic, S. Petrovic, V. Basara, D. Vuskasinovic,
S. Pleho 1

Das aktive dreipunktgestützte Korsett („orthèse à 3 valves")
P. Ducongé 7

Die krankengymnastische Behandlung von Skoliosepatienten
im Gesundheitsdienst Modena
M. C. Sgarbi 15

Die Arbeit des öffentlichen Gesundheitsdienstes in Italien
im Hinblick auf die Früherkennung von Wirbelsäulendeformitäten
im Wachstumsalter
F. Cimino 19

Asymmetrische Tonisierung bei adoleszenter Skoliose
P. Truchi 25

Erfahrungen in der Behandlung beträchtlicher Wirbelsäulendeformitäten
bei älteren Patienten
G. Solesme, D. Poncet, M. Orand, N. Zeizig, B. Hondmon, A. Kryzwanski   31

Die Erwachsenenskoliose
P. Ducongé 35

Die Erwachsenenskoliose – Verlauf und Behandlung
J. Caton 39

Atemschulung bei erwachsenen Skoliosepatienten
B. Geyer 45

Kreuzschmerz und Lumbalskoliose des Erwachsenen
J. P. Caillens, Y. Jarraousse, J. Adrey, X. Goulesque 49

Kriterien zur Einschätzung der Skoliose
F. Caillens 59

Elektromyographische Befundkontrolle von Patienten mit idiopathischer
Skoliose nach einer stationären Intensivbehandlung (nach Schroth)
H.-R. Weiss 65

Beckenasymmetrien bei idiopathischen Skoliosen mit lumbosakralen
Krümmungen. Eine röntgenologische Analyse
M. Rigo, G. Quera-Salva, N. Puigdevall 73

**Referate nach Vorträgen der 17. Jahrestagung der G.E.K.T.S.
am 20. und 21. 10. 1989 in Louvain (Belgien)** 85

Vorbereitung und Readaptation bei vertebraler Arthrodese nach Cotrel
und Dubousset
F. Caillens, J. G. Pous 86

Verteilung der Fußbelastung beim Laufen auf flacher Ebene
C. Vaysse 86

Die Skoliose, ein global organisiertes und evolutives Ungleichgewicht
M. Stortz 87

Die idiopathische Skoliose des Adoleszenten –
Wissenschaftliche Erkenntnisse und Behandlungsverfahren
A. Negrini 88

Die muskuläre „Wachsamkeit" in den Übungen für Skoliosepatienten
P. Truchi 89

Das Gleichgewicht des erwachsenen Skoliosepatienten –
Möglichkeiten und Grenzen
A. P. Santaroni, G. Costanzo 89

Bestimmung der Form des Rückens durch ein binär kodiertes
Lichtmuster
M. De Groof 90

Lungenfunktion der Skoliosepatienten in der Korsettbehandlung
C. D. Hulst 90

Verzeichnis
der erstgenannten Autoren

Caillens, F., leitende Krankengymnastin
Service de Rééducation, Institut St. Pierre, F-34250 Palavas-les-Flots

Caillens, J. Pierre, Dr. med., Orthopäde, Chefarzt
Service de Rééducation, Institut St. Pierre, F-34250 Palavas les-Flots

Caton, J., Dr. med., Orthopäde
Clinique Emile de Vialar, 116, rue Antoine Charial, F-69000 Lyon

Cimino, F., Dr. med., Leiter des örtl. Gesundheitsdienstes
Coordinamento provinciale ginnastica correttiva, S.M.I.E.E.,
Via Crespellani 216, I-41100 Modena

Ducongé, Paul, Prof. für Krankengymnastik
Clinique Emile de Vialar, 116, rue Antoine Charial, F-69000 Lyon

Geyer, Bernard, leitender Krankengymnast
Institut Calot, F-62600 Berck Plage

Klisic, Predrag, Dr. med., Orthopäde
Orthopädische Klinik, Postfach 803, Y-11041 Belgrad

Rigo, Manuel, Dr. med., ärztlicher Direktor
Instituto de fisioterapia Elena Salva, Via Augusta 185, E-08021 Barcelona

Sgarbi, M. Claudio, leitender Krankengymnast
Coordinamento provinciale ginnastica correttiva, S.M.I.E.E.,
Via Crespellani 216, I-41100 Modena

Solesme, Guy, Krankengymnast
Centre des Massues, 92, rue Edmond Locard, F-69322 Lyon

Truchi, Pierre, leitender Krankengymnast
I.H.M.C.A., 590, boulevard de la Marine (BP 81), F-833407 Hyères

Weiss, Hans-Rudolf, Dr. med.
Katharina-Schroth-Klinik, Leinenbornerweg 44, D-6553 Sobernheim

Krankengymnastik in der Behandlung der leichten Skoliose

P. Klisic, Z. Nikolic, M. Filipovic, S. Petrovic, V. Basara, D. Vukasinovic, S. Pleho

Die Meinungen über die Wirksamkeit der Krankengymnastik als alleinige Behandlung der leichten Skoliose und der Haltungsskoliose sind geteilt. Einige Lehrbücher empfehlen eine solche Behandlung (Del Torto 1975, Stagnara 1985, Tchaklin et al. 1973), während andere sie ablehnen, obwohl sie Übungen als Ergänzung zu einer Korsettbehandlung empfehlen (Moe et al. 1978). Keine der beiden Auffassungen ist jedoch von Ergebnissen einer kritischen Forschung ausreichend untermauert. Die ablehnende Haltung der Forschungskommission der American Orthopaedic Association (1941) stützte sich auf eine Analyse von nur 36 Fällen leichter Skoliose, während es sich bei den restlichen Fällen um schwere Skoliosen handelte. Stagnara (1985) fand nur 2 Arbeiten mit bestätigenden Ergebnissen, leider in kleinen Serien von 150 bzw. 70 Patienten. Als Beitrag zu einer Lösung dieses Problems haben wir unsere Fälle leichter Skoliose einer Überprüfung unterzogen.

Material und Methode

In die Untersuchung einbezogen waren ambulante Patienten und Patienten der Banjica-Klinik Belgrad, die in dem Zeitraum zwischen 1973 und 1982 entweder einer reinen Übungsbehandlung zugeführt wurden oder wegen idiopathischen Skoliosen und Haltungsskoliosen mit initialen Krümmungen unter 30° lediglich unter Beobachtung standen. Nach einer eingehenden Durchsicht der Patientenakten und anhand von Kontrolluntersuchungen und Gesprächen, zu denen die Patienten eingeladen wurden, standen uns ausreichende Daten über 485 solcher Patienten zur Verfügung. Wir achteten besonders darauf, die Patienten nicht zu übersehen, die später ein Korsett erhielten oder operativ behandelt wurden. Dies wurde dadurch erleichtert, daß in dem betreffenden Landesteil beide Behandlungen nur von unserer Klinik angeboten werden.

Die Patientengruppe umfaßte 356 weibliche und 129 männliche Patienten, die am Anfang der Behandlung bzw. Beobachtung zwischen 4 und 16 Jahre alt waren (im Mittel 10,5 Jahre). Bei allen Patienten war das vertebrale Wachstum noch nicht abgeschlossen (Risser 0 bis 3) und die vertebralen Apophysen nicht verschmolzen. 342 Skoliosen zeigten bei der Eingangsuntersuchung eine Rotation: Grad I nach Nash und Moe fanden wir bei 246, Grad II bei 96 Patienten. Diese Skoliosen wurden als idiopathisch eingestuft: 149 als juvenile, 193 als adoleszente Skoliosen. Die restlichen 121 Skoliosen zeigten auf der eingangs durchgeführten Röntgenaufnahme keine oder eine inverse Rotation. Sie wurden als Haltungsskoliosen klassifiziert. 42 hiervon (35%) entwickelten allerdings später eine Rotation. Die mittlere Krümmung betrug eingangs 15° bei idiopathi-

---

Diese Studie wurde durch ein Forschungsstipendium der Wissenschaftsverwaltung des Staates Serbien unterstützt.

schen Skoliosen und 10° bei Haltungsskoliosen. Es lagen folgende Krümmungsmuster vor: 126 thorakal, 124 thorakolumbal, 63 lumbal, 32 doppelt thorakal, 110 kombiniert thorakal und lumbal, 8 dreifach. Die übrigen 22 anfangs skoliotischen Patienten entwickelten später eine Kyphoskoliose mit einer Kyphose von über 40°.

Das Übungsprogramm bestand aus folgenden Komponenten: Allgemeine Übungen, stehend und sitzend, zum Aufwärmen und zur Entspannung der Stamm- und Extremitätenmuskulatur (5 min), Dehnung der pelvifemoralen Muskeln, aktiv und assistiert, um Verkürzungen des Iliopsoas, der Adduktoren und des Biceps femoris entgegenzuwirken (20 min). Eine Verkürzung dieser Muskeln führt zu einer anteroposterioren bzw. lateralen Beckenkippung und infolgedessen zur Krümmung und Rotation der Wirbelsäule, um die aufrechte Position des Stammes zu erhalten (Michele 1962). Bei 90% unserer Patienten stellten wir eine ein- oder beidseitige Iliopsoasverkürzung fest, die zu Beugekontrakturen der Hüfte zwischen 50 und 60° führte. Diese Deformitäten betrugen bei Skoliosewinkeln unter 10° im Mittel 18°, bei Skoliosewinkeln von 10° bis 19° im Mittel 19°, bei Skoliosen von 20° bis 29° im Mittel 20°. Bei den Patienten, die eine Übungsbehandlung durchführten, hatten sich die Mittelwerte bei der Nachuntersuchung auf 9° reduziert.

Die Atemübungen bestanden aus Bauchatmung, Brustatmung (unterer Thorax, oberer Thorax), in Rückenlage und in Yogastellungen (5 min). Hierdurch werden die Kostovertebralgelenke mobilisiert.

Es erfolgt eine Dehnung der vertebralen Muskulatur auf der Konkavseite der Kurve.

a) seitliche Beugung der Wirbelsäule in Rückenlage sowie im Vierfüßlerstand und hängend (20 min). Es wird jeweils nur eine Krümmung mobilisiert, während die entgegengesetzte Krümmung fixiert wird.

b) Derotationsübungen in die der vertebralen Rotation entgegengesetzten Richtung (10 min), auch hier für jede Krümmung getrennt bei passiver Fixation der jeweils anderen Krümmung.

Kräftigungsübungen der paravertebralen und abdominalen Muskeln in korrigierter Stellung. Hierbei wird auch die Glutäalmuskulatur einbezogen. Haltungsschulung unter Bewahrung der Korrekturhaltung über einen zunehmend längeren Zeitraum sowie Propriozeptionstraining (15 min). Diese Übungen werden mit Autoelongation kombiniert: Axiale Dehnung in aufrechter Position. Die Entwicklung der Propriozeption wurde durch Spiegelkontrolle unterstützt.

Nach individueller Variation in der Ausübung dieses Programms konnten 4 Gruppen von Patienten unterschieden werden:
- Keine Behandlung bei 153 Patienten. Sie dienten als Kontrollgruppe zur Darstellung des natürlichen Verlaufes.
- Intensive Bewegungstherapie wurde bei 90 Patienten angewandt. Sie absolvierten regelmäßig das volle Übungsprogramm 90 min. täglich über mindestens 6 Monate oder länger. Sie übten zunächst ambulant in unserer Rehabilitationsabteilung und später zu Hause unter der Aufsicht kooperativer Eltern mit häufigen Kontrollen in der Klinik durch die Ärzte und Krankengymnasten.
- Reduziertes Übungsprogramm bei 177 Patienten mit ungenügender Intensität oder Ausdauer.
- Unregelmäßiges Üben, unterbrochen durch Pausen ohne Übung, bei 65 Patienten.

Tabelle 1. Ergebnisse von 278 idiopathischen Skoliosen mit initialen Krümmungen von 10-29°, durchschnittlich 17°.

Krankengymnastik	n	verbessert	unverändert	verschlechtert	über 30°
Keine	76	28	5	67	9 (12%)
Intensiv	60	65	13	22	2 (3%)
Sanft	100	48	12	40	14 (14%)
Unregelmäßig	42	21	7	72	10 (24%)

Ergebnisse

Die Auswertung erfolgte retrospektiv durch Vergleich der Cobb-Winkel, der Ganzaufnahmen im Stehen bei der Eingangsuntersuchung und bei der letzten Kontrolluntersuchung. Bei progredienten Krümmungen wurde nur die erste Aufnahme über 30° ausgewertet. Bei kombinierten Krümmungsmustern wurde nur die stärkste Krümmung berücksichtigt. Die Nachbeobachtungszeit betrug 1 - 10 Jahre, im Mittel 3,6 Jahre. Es bestand kein wesentlicher Unterschied zwischen den Ergebnissen der Patienten, die länger als 4 Jahre beobachtet wurden, und der Patienten mit einer kürzeren Nachbeobachtungszeit.

Bei der Auswertung wurde die Art der Skoliose sowie die Intensität der krankengymnastischen Behandlung berücksichtigt (s. auch Tabellen 1-3). Die Skala für die Behandlungsintensität wurde vor Auswertung der Ergebnisse entworfen. Bei idiopathischen Skoliosen von anfänglich 10° bis 20° verschlechterten sich 2/3 der Patienten, wobei über 1/10 der Patienten Krümmungen von mehr als 30° aufwiesen, so daß ein Korsett oder eine operative Behandlung erforderlich wurde. Unter intensiver Krankengymnastik fand sich ein umgekehrter Verlauf: 2/3 zeigten eine Krümmungskorrektur von durchschnittlich 29%, während nur jede 30. Krümmung größer als 30° wurde. Die günstige Auswirkung der intensiven krankengymnastischen Behandlung zeigte sich ebenso bei der Haltungsskoliose wie bei der idiopathischen Skoliose mit einer Ausgangskrümmung unter 10°. Im Gegensatz

Tabelle 2. Ergebnisse bei 64 idiopathischen Skoliosen mit initialen Krümmungen von unter 10° (in %)

Krankengymnastik	n	verbessert	unverändert	verschlechtert
Keine	19	26	5	69
Intensiv	12	42	16	42
Sanft	23	35	4	61
Unregelmäßig	10	10	10	80

Tabelle 3. Ergebnisse von 121 Patienten mit Haltungsskoliose mit einer mittleren initialen Krümmung von 10° (%)

Krankengymnastik	n	verbessert	unverändert	verschlechtert	über 30°
Keine	46	39	9	52	1 (2%)
Intensiv	16	50	12	38	0
Sanft	46	61	2	37	0
Unregelmäßig	13	23	0	77	0

Tabelle 4. 22 Patienten mit initialer Skoliose - Progression zu Kyphoskoliose

Krankengymnastik	Idiopathische Skoliose	Haltungsskoliose	Gesamt*
Keine	11	1	12 (8%)
Intensiv	1	1	2 (2%)
Sanft	5	3	8 (12%)

* Prozente bezogen auf die jeweilige Behandlungsgruppe

zu der ausgesprochen positiven Wirkung der intensiven krankengymnastischen Behandlung zeigten reduzierte Übungsprogramme keine positive Wirkung, unregelmäßige Übungen gar ein schlechteres Verhalten als der Spontanverlauf. Im letzten Fall zeigte eine vergleichende Analyse der Zeiten mit bzw. ohne Übung, daß bei 36% der Patienten eine Krümmungszunahme während der Übungszeiten eintrat und bei 83% während der übungsfreien Zeiten. Tabelle 4 zeigt, daß, verglichen mit den anderen Behandlungsgruppen, eine Kyphoskoliose auch durch die intensive Übungsbehandlung erheblich seltener auftrat. Die Tabelle 5 zeigt eine ähnliche Verteilung der vertebralen Rotation in allen Behandlungsgruppen. Tabelle 6 zeigt, daß beim Spontanverlauf ein positiver Zusammenhang bestand zwischen der Verschlechterung der Skoliose und der vertebralen Rotation. Dieser Einfluß der vertebralen Rotation auf die Krümmungszunahme wurde durch die krankengymnastische Behandlung aufgehoben: Bei allen 3 Torsionsgraden wurde die Krümmungszunahme reduziert. Ähnliche Befunde ergaben sich bezüglich der Progredienz zu Krümmungen über 30°. In der Gruppe der unbehandelten Patienten fand sich eine solche Progression bei 11% der Patienten mit einer Rotation von Grad I, bei 20% der Patienten mit einer Rotation von Grad II und bei 5% mit einer erst später einsetzenden Rotation; unter intensiver krankengymnastischer Behandlung stellte sich eine solche Progression über 30° nach Cobb in nur 4% der Fälle ein. Günstigere Ergebnisse fanden sich eher bei Jungen als bei Mädchen, eher bei einfachen Krümmungen als bei kombinierten Krümmungsmustern und eher bei Krümmungen unter 20° als bei Krümmungen über 20°. Diese Unterschiede waren aber nicht signifikant. Die Ergebnisse zeigten keinen Unterschied bezüglich dem Alter der Patienten beim Auftreten der Skoliose oder bei Aufnahme der Behandlung.

Diskussion

Unsere Auswertung zeigt, daß die krankengymnastische Behandlung - unter der Voraussetzung, daß sie richtig konzipiert und intensiv angewandt wird - bei der Behandlung

Tabelle 5. Verteilung des initialen Torsionsgrades bei 463 Skoliosen

Krankengymnastik	n	0	I	II
Keine	141	33	53	14
Intensiv	88	18	57	25
Sanft	169	27	50	23
Unregelmäßig	65	20	58	22

Tabelle 6. Verschlechterung der Skoliose nach Torsionsgrad (in % der jeweiligen Behandlungsgruppe)

Krankengymnastik	0	I	II	später einsetzende Rotation
Keine	41	61	90	63
Intensiv	18	24	27	40

von leichten idiopathischen Skoliosen und Haltungsskoliosen unter 30° wirksam ist. Sie entfaltet ihre Wirkung mittels Dehnung und Mobilisierung verkürzter und kontrahierter Strukturen, so daß eine Korrektur von Deformitäten ermöglicht wird. Diese Korrektur wird durch selektiven Aufbau der Muskelkraft erreicht bzw. erhalten. Die offensichtlich unzureichende Wirkung von reduzierten Übungsprogrammen und unregelmäßig durchgeführten Übungen entsteht unseres Erachtens hauptsächlich dadurch, daß die Stärkung der entsprechenden Muskeln zur aktiven Aufrichtung der schon mobilisierten spinalen Krümmung nicht ausreicht, so daß die Krümmung sich dann weiter verschlechtert. Diese Erkenntnis, daß das Problem weniger in der Methode liegt, ermöglicht eine Annäherung der beiden entgegengesetzten Auffassungen bezüglich des Wertes der Bewegungstherapie bei der leichten Skoliose, bei der wie bei vielen anderen Erkrankungen eine unzureichende Dosierung der spezifischen Behandlung deren Wirkung in Frage stellt. In der Praxis muß daher in erster Linie für eine gründliche Anwendung der intensiven Bewegungstherapie bei der leichten Skoliose gesorgt werden. Unserer Erfahrung nach ist dies bei Kindern aus städtischen Gebieten durchaus praktikabel. Für Kinder, die in Vororten und ländlichen Gebieten wohnen, könnte eine Zusammenarbeit mit den Schulen von Hilfe sein. Unsere Studie bestätigt, daß Skoliosen unter 10° eine eher gutartige Prognose besitzen, während die Haltungsskoliose eine variable Prognose hat und sich in einigen Fällen zu einer strukturellen und progredienten Skoliose weiterentwickelt. In beiden Fällen erwies sich eine intensive krankengymnastische Behandlung als hilfreich.

Zusammenfassung

Eine vergleichende Studie von 485 Fällen leichter Skoliose unter 30° zeigte, daß eine intensive krankengymnastische Behandlung mit Anwendung von Dehntechniken für die pelvifemorale und paravertebrale Muskulatur, mit Atemübungen sowie mit einer selektiven Muskelkräftigung bei Berücksichtigung der Haltungspropriozeption bei 2/3 der Patienten zu einer durchschnittlichen Krümmungskorrektur von 29% führte. Dies ist eine Umkehrung des natürlichen Verlaufs, welcher eine Krümmungszunahme bei 2/3 der Patienten erwarten läßt. Wir fanden auch einen 4fach geringeren Anteil an Krümmungszunahmen über 30°. Reduzierte Übungsprogramme brachten keine Verbesserungen des natürlichen Verlaufs, während unregelmäßiges Üben zu einer Verschlechterung führte. Dies deutet darauf hin, daß die weitverbreitete Unzufriedenheit mit der Krankengymnastik bei leichten Skoliosen auf eine zu niedrige Dosierung der Behandlung und nicht auf die Methode an sich zurückzuführen ist.

Literatur

Del Torto U(1975) Le scoliosi. Verduci, Rom

Michele AA(1962) Iliopsoas. CC Thomas, Springfield

Moe JH, Winter RB, Bradford DS, Lonstein JE(1978) Scoliosis and other spinal deformities. Saunders, Philadelphia

Report of the research committee of the American Orthopaedic Association(1941) End result study of the treatment of idiopathic scoliosis. J Bone Joint Surg 23: 963-977

Stagnara P(1985) Les déformations du rachis. Masson, Paris

Tchaklin VD, Abalmasova EA(1973) Skolioz i kifozi (Skoliose und Kyphose). Medicina, Moskau

Anschrift des Verfassers:
Dr. P. Klisic, Orthopädische Klinik Banjica, PO: 803, Belgrad, Jugoslawien.

Das aktive dreipunktgestützte Korsett
("orthèse à 3 valves")

P. Ducongé

Seit 1969 sind zwischen dem Centre Livet und der orthopädischen Klinik Emilie de Vialar 841 Orthesen mit 3 Pelotten (O 3 V) verschrieben und überwacht worden. 1976 erläuterte Michel auf der 51. Jahrestagung der SOFCOT die Prinzipien dieser neuen Orthese für lumbale und thorakolumbale Skoliosen mit asymmetrischem Beckengürtel sowie die ersten Ergebnisse ihrer Anwendung.

Technische Aspekte des aktiven Korsetts

Nach 10 Jahren Erfahrung mit dem Plexidurkorsett vom klassischen Lyoner Typ und angesichts der mäßigen Ergebnisse in bezug auf die Korrektur geringgradiger Skoliosen waren wir zu dem Schluß gekommen, daß unsere Orthesen verbesserungswürdig seien und daß wir sie weniger einengend gestalten müßten. In Vialar haben wir innerhalb von 3 - 4 Jahren das neue Korsett vom Lyoner Typ modifiziert, indem wir die lumbale (oder die dorsolumbale) Abstützung mit vorderer thorakoabdominaler Verschalung weggelassen und diese durch eine unabhängige lumbale Abstützung ersetzt haben. Diese erbrachte sehr interessante Ergebnisse bezüglich der erreichten Krümmungskorrektur, identisch mit den Ergebnissen des dreipelottigen Korsetts. Aber auch diese Abstützung konnte die Einschränkungen und das Gewicht einer langen Wirbelsäulenorthese nicht verringern, zumal diese Orthesen den ganzen oberen Teil des Thorax mit einschließen, während die zu korrigierenden lumbalen und dorsolumbalen Krümmungen sich ja am unteren Ende der Wirbelsäule befinden. Außerdem waren die Ergebnisse, die wir bei Lumbalskoliosen erzielt haben, schlechter als die, die wir bei Thorakalskoliosen und Doppel-S-Krümmungen gefunden haben. Eine genau ausgearbeitete Beckenabstützung mit 2 Pelotten sowie mit Taillenumklammerung erlaubte es nicht, die geringgradigen Skoliosen ausreichend zu fixieren und ein gutes Korrekturergebnis zu erzielen.

Ausgehend von dem mechanischen Prinzip, daß jede zusätzliche Korrektur, die man auf Höhe der unteren Krümmungen erzielt, notwendigerweise eine Verbesserung der darüberliegenden Krümmungen mit sich führt (v. a. bei den Doppel-S-Krümmungen), sind wir nach und nach zu einem sehr viel leichteren Korsett gelangt, das nur noch 3 Abstützpunkte hat. Über der Unauffälligkeit und dem Leichtgewicht dieser neuen Orthese dürfen wir jedoch nicht vergessen, weshalb sie entworfen worden ist, nämlich die Ergebnisse in bezug auf die Krümmungskorrektur zu verbessern. Gute Ergebnisse können nur erzielt werden, wenn man gewisse Regeln genaustens beachtet. Wenn man sich eine Frontalaufnahme der Lumbalregion ansieht, betrifft die skoliotische Krümmung meist nur die ersten 2 oder 3 lumbalen Wirbelkörper, der neutrale untere Wirbelkörper ist L 3 oder L 4. Unterhalb dieser Wirbelkörper wiederum können wir eine Neigung eines oder der beiden letzten lumbalen Wirbelkörper in Richtung Darmbeinschaufel feststellen, welche einer notwendigen kompensatorischen Krümmung ent-

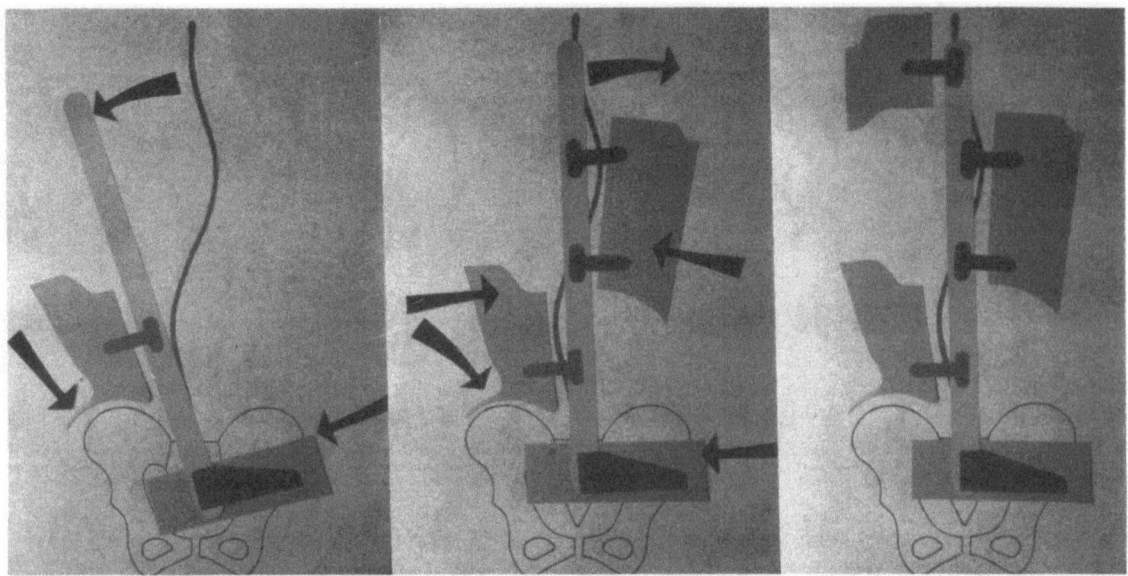

Abb. 1. *Links* Aufrichtung der Lumbalkrümmung durch Einpassung der Lumbalpelotte, *Mitte* Einpassung der Thorakalpelotte mit Korrekturrichtungen (Pfeile), *rechts* vollständige Anpassung im Schema

spricht, um die Kreuzbeinebene wieder zu erreichen. Allegre hat schon früher bemerkt, daß die Fehleinschätzungen bei der Korrektur daher kommen, daß man die Bedeutung dieser Krümmung unterschätzt hat. Unser Bestreben war es also, das Segment zu vertikalisieren, welches unterhalb der Lumbalkrümmung gelegen war, und daraufhin dann das darüberliegende Segment wieder aufzurichten. Wie man auf Abb. 1 sehen kann, verkeilt sich die untere Abstützung des Beckens in der Fossa iliaca externa unterhalb des Beckenkammes. Sie dient als Gegenabstützung zur iliolumbalen Abstützung, welche in der Konvexität der lumbalen Krümmung plaziert ist. Diese Abstützpelotte wirkt horizontal, um auf die Wirbelsäule einen translatorischen Effekt auszuüben und damit die gewünschte Korrektur zu erreichen. Auf diese Weise erreichen wir zusätzlich einen nozizeptiven Effekt bei dem Patienten. Dieser führt entweder zu einer Bewegung, die der auferlegten Translationsbewegung folgt, oder zu einer Ausweichbewegung von der Abstützpelotte weg. Die gewünschte Translation wird oft sehr schlecht von Skoliosepatienten bei der Anschulung des Korsetts toleriert. Deshalb sollte es über einen Zeitraum von 10-20 Tagen zeitlich langsam zunehmend angelegt werden. Oberhalb der korrigierenden iliolumbalen Abstützung ist eine thorakale Ausgleichsabstützung plaziert. Diese soll nicht mehr als eine einfache Kontaktabstützung sein und den Translationseffekt im unteren Teil nicht behindern. Diese Abstützung bringt den oberen Teil des Brustkorbes ins Gleichgewicht; sie soll nicht zu hoch angebracht und seitlich dem Krümmungsscheitel der entsprechenden Krümmung angepaßt sein. Im allgemeinen soll der Abstützeffekt auf einer Linie zwischen Th 9 und Th 10 liegen. Wenn die Abstützung zu niedrig angebracht ist, wird der Brustkorb nach der Seite der lumbalen Krümmung in die Konkavität verdrängt; wenn sie oberhalb von Th 8 und Th 9 angebracht ist, wird der gegenteilige Effekt bewirkt. Wenn man die Sensibilität der Krümmungen im Auge behält, darf man die Frage des Gleichgewichts auf keinen Fall außer acht lassen. Von geringen Gleichgewichtsänderungen hängt eine Verschlechterung oder eine Stabilisation ab.

Indikationen

Bis 1976 wurden diese Orthesen nur bei lumbalen und thorakolumbalen Skoliosen, seit dieser Zeit auch bei einer gewissen Anzahl von Doppel-S-Krümmungen und Thorakalskoliosen angewendet. Die Progredienz dieser Skoliosen und die Schwierigkeiten, diese Sko-

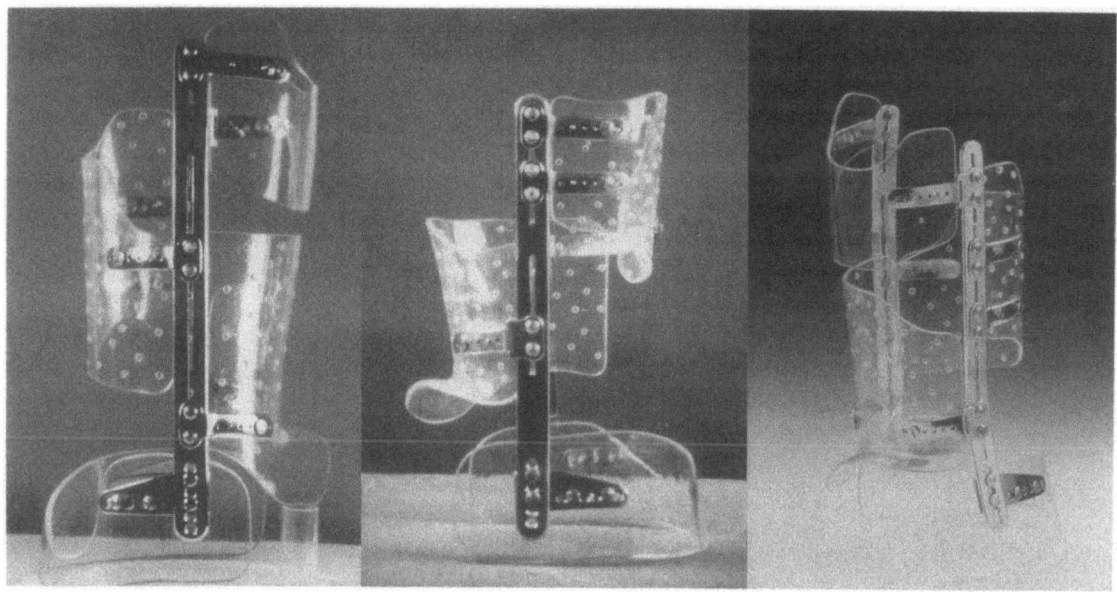

Abb. 2. Ansichten dreipunktgestützter Orthesen (O 3 V)

lioseformen zu stabilisieren, haben uns jedoch dazu geführt, eine Orthese für die Wirbelsäule mit einer 4. Pelotte zu entwickeln, um die Korrektur besser den hohen Krümmungen anzupassen. Diese 3- und 4punktgestützten Orthesen sind hervorragend indiziert bei lumbalen, thorakolumbalen, thorakalen Skoliosen und "Double-majeures-Skoliosen", die sich zwischen 20 und 40° (Cobb) ansiedeln lassen.

Ablauf der Behandlung

Die aktive 3-Valves-Orthese ist in den klassischen orthopädischen Behandlungsablauf nach dem Lyoner Modell integriert: das heißt, daß zwischen 2monatigen Behandlungszyklen mit Gips (im Rahmen der primären Krümmungsreduktion) die Anfertigung und Anpassung der Orthese vorgenommen wird. Das Korsett wird nur bei den Patienten direkt angelegt, deren Krümmungswinkel unter 30° liegt. Im allgemeinen bleiben wir der Idee der stationären Orthesenanschulung bedingungslos treu. Früher lag die Dauer des Aufenthaltes zwischen 10 und 21 Tagen, heute nur noch zwischen 8 und 10 Tagen. Der Aufenthalt ist notwendig für die vielfältigen Anpassungen, die auf die Auslieferung der Orthese folgen. Die Effektivität wird dann am Ende dieser stationären Behandlungsperiode durch eine Röntgenaufnahme mit angelegtem Korsett überprüft.

Kasuistik

Seit Dezember 1969 haben wir 841 3punktgestützte Orthesen verordnet. Wenn man einige postoperative Orthesen ausklammert, v. a. die atypischen oder die, die noch zu neu sind, um analysiert zu werden, wenn man darüber hinaus die verlorengegangenen und unbrauchbaren Dossiers berücksichtigt, können wir die Analyse unserer Ergebnisse auf 556 verbleibende Orthesenbehandlungen stützen (Tabelle 1). Die Studie wurde im Juni 1986 beendet.

35 Patienten brachen die Behandlung vollständig ab (6,29%). Zu bemerken ist, daß ein Abbruch viel häufiger im Krankenhaus (8,12%) als in der Praxis (1,33%) vorkommt. Leider war in den Dossiers nicht vermerkt, welche Patienten das Korsett ganztags trugen.

Bei 54,15 % der Fälle handelte es sich um typische Lumbalskoliosen. Diese relativ niedrige Prozentzahl erklärt sich durch die Tatsache, daß 43 Thorakalskoliosen (5,54%) und 82

Doppel-S-Krümmungen (10,56%) mit der dreipunktgestützen Orthese behandelt worden waren. Es handelte sich v. a. bei den thorakalen Skoliosen um Behandlungen, die in den ersten Jahren versuchsweise durchgeführt worden waren. Diese Behandlungen fanden vor der Entwicklung der vierpunktgestützen Orthese statt. Die thorakolumbalen Formen repräsentierten 29,75% des Gesamtkollektivs. Unsere heutigen Prozentsätze kommen der Normalverteilung sehr viel näher. Sie liegen bei 70 - 75% Lumbalskoliosen, 20 - 25% Thorakal- und Thorakolumbalskoliosen und etwa 5% Doppel-S-Krümmungen.

Tabelle 1. Ätiologie der Krümmungen des Gesamtkollektivs

Skolioseformen	n	%
Idiopathisch	472	84,8
Kongenital	18	3,2
Poliomyelitis	16	2,8
Spina bifida	8	1,4
Morbus Recklinghausen	7	1,2
Verschiedene (Trisomie, Zwerchfell-Lähmung, zerebrale Dysfunktion, Marfan-Syndrom)	35	6,3

Altersverteilung

Das Durchschnittsalter zu Beginn der Behandlung lag bei 14 Jahren (schwankend zwischen 3 und 33 Jahren; einige junge Erwachsene wurden wegen Skoliosen behandelt, welche sehr spät progredient oder sehr schmerzhaft waren). 29 dieser Skoliosen sind vor dem 5. Lebensjahr behandelt worden, sowohl frühprogrediente kindliche als auch frühprogrediente jugendliche Skoliosen. Die dreipunktgestützte Orthese ist in diesen Fällen modifiziert worden, indem ein Kopfteil vom Typ Milwaukee zusätzlich angebracht worden ist.

Modifikationen

Tatsächlich sind 33 dieser modifizierten Orthesen verordnet worden, um Deformitäten des Brustkorbes oder des Beckens zu vermeiden und um die Abstützpunkte besser zu verteilen. Die typische dreipunktgestützte Orthese ist erst nach dem 7. oder 8. Lebensjahr angelegt worden. Desweiteren sind 69 Orthesen (O 3 V) vom langen Typ ebenfalls für sehr hohe thorakolumbale Skoliosen angelegt worden. Weiterhin wurden 21 Orthesen (O 3 V) mit einem Collier vom Typ Spitzky versehen, um eine dorsale anteroposteriore Wirbelsäulenverkrümmung vom Kyphosetyp zu korrigieren. Letztendlich waren 33 Orthesenerneuerungen im Verlauf der Behandlung notwendig.

Ergebnisse

Die Ergebnisse der Primärkorrektur im aktuellen 3-Valves-Korsett unterscheiden sich deutlich von den Ergebnissen, welche 1970 vorgestellt wurden (Tabelle 2). Der durchschnittliche Krümmungswinkel zu Beginn war 1976 36°; im jetzigen Kollektiv betrug er 31°, was darauf hindeutet, daß die Schwellenwerte bei der Orthesenbehandlung erniedrigt wurden. Der durchschnittliche Krümmungswinkel mit angelegter Orthese von 12,9° ist geringer als der durchschnittliche Krümmungswinkel im Gips (15°). Der durchschnittliche Krümmungswinkel am Ende der Orthesenbehandlung liegt bei 19,7°, ein Korrekturgewinn von 11,3°, welcher etwas geringer ist als 1976 (14°). Die durchschnittliche Behandlungszeit lag bei 24 Monaten und das Durchschnittsalter bei Abnahme des Korsetts bei 16 Jahren. Das Korsett wurde gewöhnlich bei einem Risser-Zeichen von 3 oder 4 abgeschult.

Wenn wir die mittelfristigen Behandlungsergebnisse (Tabelle 3) betrachten, welche wir 1976 ein bißchen voreilig als definitiv bezeichnet haben, zeigt sich ein geringerer Korrekturverlust, die Korrektur war jedoch auch nicht so deutlich (11,3° anstatt 14°). 6 Jahre nach Abschulung scheint sich die Krümmungskorrektur stabilisiert zu haben bei einem durchschnittlichen Cobb-Winkel von 22,5°. Es stellt sich die Frage nach den langfristigen Ergebnissen und der Möglichkeit, wie man eine genaue Verlaufskontrolle durchführen kann. Unsere langfristigen Ergebnisse basieren auf der Auswertung von 65 Krankendossiers (s. auch Tabelle 4). Die Ergebnisse zeigen, daß der Krümmungswinkel 6-9 Jahre nach Korsettabschulung um 4-5° zugenommen hat, der initiale Krümmungswinkel vor der Behandlung lag jedoch sehr viel höher. 9-12 Jahre nach Abschulung des Korsetts scheinen die Krümmungen sich stabilisiert zu haben, 15 Jahre später ebenso, hier konnten jedoch nur 2 Personen untersucht werden, was eine eindeutige Aussage natürlich nicht zuläßt.

Tabelle 2. Ergebnisse (Cobb-Winkel) der Orthesenbehandlung im Vergleich (Freistehend: Winkel nach Abnahme des Gipses, O 3 V: 3punktgestützte Orthese)

	1976 O 3 V (n=150)	1986 O 3 V (n=556)
Zu Beginn	36°	31°
Im Gips		15°
Freistehend		23°
Mit Orthese	14°	12,9°
Nach Abnahme der Orthese	22°	19,7°

Diese Zahlen illustrieren die Schwierigkeiten, auf die man in der Verlaufskontrolle besonders von Skoliosepatienten stößt. Das Patientenkollektiv besteht v. a. aus Frauen, die häufig ihren Namen und ihren Wohnsitz geändert haben. Um eine homogene Untersuchungsreihe zu erhalten, haben wir die ersten 265 Patienten, die zwischen 1969 und 1976 behandelt wurden, zur Kontrolluntersuchung eingeladen. Von diesen 265 Personen konnten nur 60 untersucht oder mit einem Fragebogen unter Einschluß einer aktuellen radiologischen Untersuchung befragt werden. Diese kleine Untersuchungsreihe kann durchaus auf die Gesamtheit der behandelten Patienten in bezug auf Alter, Dauer der Behandlung, Typ und Form der Skoliose übertragen werden.

Wenn auch das Behandlungsergebnis hinsichtlich der Krümmungskorrektur (Cobb-Winkel) befriedigend ist, so sieht es doch bei der Beurteilung der Rippenbuckelgröße anders aus. Wenn man nämlich von einer initialen Kyphose von 13 mm vor der Behandlung ausgeht, finden wir 10 Jahre später 15 mm.

Die soziologische Analyse zeigt uns, daß sich unsere Patienten in Bezug auf die Alltagsaktivitäten normal verhalten. Sie erscheinen sogar etwas überdurchschnittlich, da wir unter den berufstätigen Patienten keinen einzigen Arbeitslosen gefunden haben. Fast die Hälfte der Patienten ist verheiratet, und fast die Hälfte übt einen Sport, meist einen Freizeitsport, aus.

In der Schmerzanalyse zeigt sich kein signifikanter Unterschied zur Durchschnittsbevölkerung. Wenn man diese Untersuchungsreihe mit einer älteren Reihe von Lumbalskoliosen und Thorakolumbalskoliosen vergleicht, die mit Lyoner Plexidur (PDL) zwischen 1960 und 1965 behandelt worden war, können wir die Beständigkeit der langfristigen Ergebnisse bestätigen. Tatsächlich haben wir 29 Personen untersuchen können (18 Lumbalskoliosen und 11 Thorakolumbalskoliosen, die zu dieser Zeit behandelt worden waren), und zwar durchschnittlich 18 Jahre nach Abnahme des Korsetts (15-23 Jahre). Die Analyse dieser Untersuchungsreihe zeigt günstige Langzeitergebnisse bei einem initialen Krümmungswinkel von 37,2° (11 liegen über 40°), einem durchschnittlichen Krümmungswinkel von 30,5° nach 28monatiger Behandlungszeit und 18 Jahre nach Abschulung der Orthese einem Winkel von 35,9° nach Cobb. Das Durchschnittsalter bei der letzen Untersuchung lag bei 35 Jahren. Um eine Vergleichsstudie mit den heutigen Ergebnissen der Orthesenbe-

Tabelle 3. Mittelfristige Ergebnisse (Cobb-Winkel)

	1976 O 3 V (n=150)	1986 O 3 V (n=556)
Nach Abnahme der Orthese	22°	19,7° (425)
1 Jahr nach Abnahme der Orthese	29°	21,8° (225)
2 Jahre nach Abnahme der Orthese	30°	21,7° (152)
6 Jahre nach Abnahme der Orthese		22,5° (51)

handlung durchzuführen, haben wir alle diejenigen Patienten nicht berücksichtigt, deren Ausgangswinkel größer als 40° war, da Patienten mit einem solchen Krümmungsausmaß nicht unter die aktuelle Indikation unserer Orthesenversorgung fallen. Bei diesen verbleibenden Patienten findet sich dann ein Ausgangskrümmungswinkel von 31,4° (in etwa identisch mit den Untersuchungsreihen der dreipunktgestützten Orthesen), ein durchschnittlicher Krümmungswinkel 6 Monate nach Abschulung des Korsetts von 25,2° und 18 Jahre nach Abschulung ein durchschnittlicher Krümmungswinkel von 28,4°. Dies entspricht also einer Krümmungskorrektur von 3° bezüglich der Ausgangskrümmung und einem Korrekturverlust von 3,2° in 18 Jahren.

Tabelle 4. Langfristige Ergebnisse

Meßzeitpunkt	Cobb-Winkel	n
6 Jahre nach Abschulung	22,5°	51
9 Jahre nach Abnahme	27,7°	38
12 Jahre nach Abnahme	26,6°	25
15 Jahre nach Abnahme [a]	56,0°	01
	28,0°	01

[a] 2 Patienten wurden überprüft. Der eine mit abschließendem COBB-Winkel von 56° (initialer Winkel 55°) und der andere mit einem Winkel von 28° (es handelte sich um eine poliomyelitische Skoliose mit einem initialen Winkel von 41°).

Diskussion

Die vergleichende Betrachtung dieser verschiedenen Untersuchungsreihen hat es uns ermöglicht, die Effektivität der dreipunktgestützten Orthesen zu kontrollieren. Darüber hinaus bestätigt sie uns, daß trotz einer deutlich verbesserten Tragequalität der Orthese eine weitergehende Verringerung des Krümmungsausmaßes möglich ist. Nichtsdestotrotz sollte unser Optimismus über die Beständigkeit der Ergebnisse auf lange Sicht gemäßigt ausfallen, wenn man bedenkt, daß die untersuchten Personen im Moment das Durchschnittsalter von 35 Jahren noch nicht überschritten haben und daß die Möglichkeit zur weiteren Progredienz im Laufe der nächsten 20 und 30 Jahre besteht. Heute wissen wir, daß der arthrotische Verfall mit seinen Dislokationsrisiken sich vorwiegend nach dem 40. Lebensjahr abspielt, vor allen Dingen bei Krümmungen über 40°. Insgesamt scheinen unsere Behandlungsrichtlinien gerechtfertigt zu sein, welche bei Progredienzbeginn eine frühestmögliche Versorgung vorsehen.

Krankengymnastik mit dem 3- und 4punktgestützten Korsett

Die Krankengymnastik, die mit dem Gips begonnen hat, wird in der Orthese fortgesetzt. Die Behandlung soll 4 Zielsetzungen haben:

- das Gleichgewicht der okzipitalen Achse,

- die axiale Selbstaufrichtung,

- die Korrektur der lateralen Verschiebung mit Öffnung des iliolumbalen Winkels zur konvexen Seite,

- die Kräftigung der lumbosakralen Verankerung.

Sobald die Orthese angelegt ist, muß der aktive Aspekt dieser Apparatur gewahrt bleiben. Der Patient soll es vermeiden lernen, sich lateral an den iliolumbalen oder dorsalen Haltepunkten abzustützen in Verbindung mit axialer Autoelongation der Wirbelsäule. Der Muskelaufbau, die wichtigste Komponente beim Haltungstraining, bedient sich symmetrischer Übungen aus korrigierten Stellungen (asymmetrisch). Jedermann weiß, daß die paravertebrale Muskulatur bei Skoliosen ungleichgewichtig ist. Die Meinungen gehen weit darüber auseinander, ob die konvexseitigen oder die konkavseitigen Muskeln dominieren. Elektromyographische Untersuchungen zeigen geringe Unterschiede bei Skoliosen unterhalb von 40°. Die Kompensation der Krümmungen unter Berücksichtigung des Kopflotes kann in Gips oder im Korsett angestrebt werden in Verbindung mit Translationsbewegungen des Beckens. Die axiale Autoelongation soll aus allen Ausgangsstellungen heraus geübt werden: liegend, sitzend, im Kniestand, stehend und immer unter besonderer Berücksichtigung des Kopflotes. Die Korrektur der Seitverschiebung geht mit der Öffnung des iliolumbalen Winkels zur konvexen Seite einher. Hierzu kann der M. quadratus lumborum eingesetzt werden; die Einleitung der Korrekturbewegung erfolgt z. T. über die Beine. Zum Beispiel kann man das Bein der konkaven Seite herausstrecken lassen und auf Höhe des Fußgewölbes einen Widerstand setzen, was zu einer Kontraktion des M. quadratus lumborum auf derselben Seite führt. Dieser Mechanismus führt gleichzeitig eine konvexseitige Öffnung herbei. In stehender Ausgangsposition verwendet man laterale Translationsbewegungen des Beckens, um den iliolumbalen Winkel zu öffnen. Um die lumbosakrale Verankerung zu kräftigen, können aus korrigierter Sitzhaltung heraus dem Patienten Widerstände gegen die Aufrichtung gesetzt werden. Solche Widerstände können symmetrisch oder auch diagonal z. B. auf der einen Seite an der Schultervorderseite, auf der anderen am Schulterblatt eingesetzt werden. Man versucht hierbei den Patienten aus dem Gleichgewicht zu bringen und fordert ihn auf, aus der korrigierten Stellung heraus Widerstand zu leisten. Wichtig sind auch die Kräftigungsübungen für den M. iliopsoas in Rückenlage. Hierbei wird ein Bein angebeugt, und der Patient soll versuchen, das Bein der anderen Seite ebenfalls gegen Widerstand anzubeugen. Diese Übung ist auch in Seitlage möglich, wobei bei verriegeltem Becken der Patient mit der Vorderseite des Oberschenkels gegen die Hüfte des Therapeuten drücken kann. Die lumbale Streckmuskulatur kann im Sitz durch Gabe von Widerständen an der Stirn oder im Nacken geschult werden. Der Patient läßt sich nicht aus dem Gleichgewicht bringen. Als Variation können diese Übungen im Sitzen mit nach vorne oder seitlich gestreckten Armen ausgeführt werden. Der Therapeut kann hierbei von allen Seiten Widerstände setzen. Die Gesamtheit dieser spezifischen Muskelarbeit wird kombiniert mit einer synergistischen Muskelarbeit der Wirbelsäule und Bauchmuskulatur. Hierzu werden liegende Ausgangsstellungen oder der Vierfüßlerstand gewählt. Obwohl in unserem Patientenkollektiv keine wesentlichen respiratorischen Einschränkungen zu sehen waren, sollte die Exspirationsfähigkeit bevorzugt gefördert werden, um das maximale Exspirationsvolumen pro Sekunde ("volume expiratoire maximal second", VEMS) zu entwickeln und somit die antagonistische Tätigkeit zwischen Diaphragma und transversaler Bauchwandmuskulatur zu beeinflussen. Solange die Orthese getragen wird, sollte man die propriozeptiven Fähigkeiten entwickeln, um die Extero- und Interozeption zu stimulieren, da diese in der Orthese kaum beansprucht werden. Zur Korsettabschulung wird die Tragzeit je nach Ossifikationsstadium täglich 1 - 1,5 h reduziert. Eine andere Möglichkeit ist eine täglich längere orthesenfreie Periode von 2-3 h. Wofür man sich entscheidet, hängt vom Alter des Patienten, vom Krümmungsausmaß, von der erreichten Stabilisation und von der Progredienz der Skoliose ab. Nach einer 1,5 bis 4monatigen Abschulungsphase des Korsetts muß der Patient sein Übungsprogramm einige Monate bis zu einem Jahr durchführen. Besonders wird dabei die Wirbelsäule und der Beckengürtel berücksichtigt; es wird versucht, die Interozeption durch Gleichgewichtsübungen im Sitz auf dem Freeman-Plateau oder auf dem Pezziball zu stimulieren. Darüber hinaus soll man versuchen, die Patienten für bestimmte Sportarten zu gewinnen. Rückenschwimmen, Rudern und Volleyball bieten sich hier vor allen Dingen an. Was die asymmetrischen Sportarten wie Tennis und Golf betrifft, sollte man mit dem Betroffenen einen ökonomischen Bewegungsablauf und den individuell richtigen Einsatz der Wirbelsäule einzuüben versuchen.

Zusammenfassung

556 Patienten sind zwischen 1976 und 1986 in Lyon mit einem aktiven Korsett (3-Valves-Korsett) versorgt worden. Behandlungsergebnisse dieser Patienten werden mit den Behandlungsergebnissen der 150 vor 1976 mit dem

Vorgängermodell versorgten Patienten verglichen. Auch wenn der durchschnittliche Krümmungswinkel der vor 1976 behandelten Patienten (36°) indikationsbedingt höher war, zeigen die nach 1976 mit dem weiterentwikkelten Modell der Lyoner Orthese behandelten Patienten mit einem durchschnittlichen Ausgangswinkel von 31° nach Cobb in der mittelfristigen Verlaufskontrolle bis zu 6 Jahre nach Orthesenabschulung deutlich bessere Ergebnisse. Obligatorisch wird die Orthesenbehandlung von einer spezifischen krankengymnastischen Behandlung begleitet. Deren Zielsetzung ist das Gleichgewicht der okzipitalen Achse, die axiale Autoelongation, die Korrektur der Lateralverschiebung mit Öffnung des iliolumbalen Winkels sowie die Kräftigung der lumbosakralen Wirbelsäulenverankerung.

Literatur

Michel CR, Allegre G (1979) Le corset "actif" ou orthèse rachidienne à trois valves. Alder Edit, Lyon, pp 241-253

Die krankengymnastische Behandlung von Skoliosepatienten im Gesundheitsdienst Modena

M. C. Sgarbi

Einleitung

Die Prinzipien der krankengymnastischen Rehabilitation setzen sich aus folgenden Bestandteilen zusammen:
- Wiedererlernen propriozeptiver Fähigkeiten,
- Kyphosetraining,
- Derotationstraining.

Das Wiedererlernen von propriozeptiven Fähigkeiten ist besonders bei Personen angezeigt, die eine schlechte Kontrolle über ihre Körperhaltung haben. Hier wird das Ziel verfolgt, ein neues Körperschema aufzubauen. Mit Hilfe krankengymnastischer Prinzipien versuchen wir, eine Haltungskorrektur vorzunehmen und Fehlhaltungen zu beseitigen, die zu einer Festigung oder Verschlechterung von Wirbelsäulendeformitäten führen können. Angestrebt werden folgende Ziele:

- Kenntnis des eigenen Körpers sowie Kenntnis der korrekten Körperhaltung,
- muskuläre Relaxation und damit Beseitigung muskulärer Dysbalancen.

Um diese Ziele zu erreichen, wird man eine Reihe von Übungen anwenden, die sowohl die kortikale Ebene als auch die reflektorische Ebene ansprechen.

Nach einem Vortrag auf der 16. Jahrestagung der G.F.K.T.S. am 21. und 22.10.1988 in Hyeres.

Therapeutisches Vorgehen

1) Kennenlernen des eigenen Körpers und Aufschlüsselung der komplexen Fehlhaltung: Der Patient lernt, vor dem Spiegel die wichtigsten axialen Bezugspunkte und somit seine Körperasymmetrie zu erkennen. Mit Hilfe des Krankengymnasten wird er wieder an eine korrekte Körperhaltung herangeführt. Zu Beginn fühlt sich der Patient unwohl, weil er nicht seine gewohnte Körperhaltung einnimmt. Hierbei ist jedoch das Bewußtsein notwendig, daß eben nur diese für ihn ungewohnte Haltung korrekt ist. Zunächst muß der Patient sich dauernd korrigieren bis zu dem Moment, an dem er durch die entsprechenden Veränderungen erkennt, daß er die richtige Haltung herausgearbeitet hat und daß er die Haltung, die er zu Beginn für richtig hielt, als unwohl empfindet.

2) Weiterentwicklung der Haltungsschulung: Zu Beginn versucht man, vor dem Doppelspiegel die sagittale Körperachse zu finden, gleichzeitig versucht man, die Fußflexoren und die ischiokrurale Muskulatur in ein Gleichgewicht zu bringen. Beginnend mit dieser Ausgangsstellung wird man den Schwierigkeitsgrad schrittweise erhöhen, bis eine Stellung extremer Instabilität erreicht ist. Mit einem solchen schrittweisen Vorgehen will man v. a. die Wahrnehmung für die Stellung und für die Beweglichkeit der Lendenwirbelsäule und des Beckens schärfen. Danach soll durch Training des Muskelgleichgewichts die stabilisierende Rolle des Beckengürtels verbessert werden. Haltungsübungen für die anderen

Wirbelsäulenabschnitte werden natürlich immer wieder mit zunehmender Intensität in die Haltungsschulung miteinbezogen.

3) Koordinationsschulung: Wir bringen den Patienten auf dem "Sombrero" in eine instabile Position, damit er selbständig eine gute Gleichgewichtseinstellung herausfindet und eine solche aufrechterhalten kann. Auch in diesem Falle gehen wir zunächst schrittweise vor, indem wir den Schwierigkeitsgrad nach und nach steigern. Zuerst werden solche Übungen mit 2 kleinen Stöcken wie beim Skifahren durchgeführt, danach mit 1 Stab, danach ohne Stab, und zuletzt werden solche Übungen mit geschlossenen Augen wiederholt.

4) Kyphosetraining: Ziel dieses Trainings ist es, der Lordosetendenz der bestehenden Skoliose entgegenzuwirken oder wenn möglich diese Lordose aufzuheben. Man muß wirklich darauf achten, den betroffenen skoliotischen Teil weitgehend in Kyphosestellung zu bringen. Oft passiert es, daß nur diejenigen Rumpfabschnitte oberhalb und unterhalb des betroffenen strukturell veränderten Abschnittes kyphosiert werden. Hier findet sich dann also zugleich eine Folge der Deformität, nämlich eine Hypermobilität der beschriebenen Abschnitte, während der skoliotische Abschnitt weitgehend starr ist. In einigen Arbeiten aus Neapel wird diskutiert, daß die thorakalen Krümmungen von den Scheitelwirbeln ausgehen, während der größte Teil der lumbalen Krümmungen ihren Ursprung in den kranial die Krümmung begrenzenden Wirbelkörpern hat. Aus diesem Grunde versuchen wir, Übungen durchzuführen, die die Wirbelsäule nach dorsal bewegen und so eine Kyphosierung durchführen, deren Wirkungsgrad auf den skoliotischen Abschnitt ausgerichtet ist.

5) Derotationstraining: Auch für das Derotationstraining verwenden wir verschiedene Übungsformen. Wir haben also eine aktive Derotation mit willkürlichen Bewegungen und mit bewußten und automatischen Muskelkontraktionen. Man muß sich darüber im klaren sein, daß die bewußte Muskelaktivität sich langstreckig von distal bis zu den Hals- und Stammuskeln erstreckt. Diese Aktivität ist durch eine langsame Kontraktion und langsame Entspannung gekennzeichnet. Im Gegensatz dazu erscheint die direkte Kontraktion schnell und löst sich schnell auch wieder auf. Die automatische Kontraktion läuft direkt ab und entspricht der willkürlichen Muskelaktivität. Sie wird durch externe periphere Stimuli ausgelöst, und die betroffene Person merkt selbst keine Zunahme der Muskelspannung. Diese Techniken stimulieren sicherlich nebeneinander die Aktivität von oberflächlichen und tiefen Muskeln.

Beispiele bewußter Muskelaktivität

1) Ausgangsstellung: Patient in Rückenlage, Knie gebeugt, die Arme halten sich am Rand der Behandlungsbank fest. Der Therapeut übt abwechselnd Druck auf die 4 Seiten der Knie in diagonaler Richtung aus, der Patient versucht, dem Druck zu widerstehen. Die Knie dürfen dabei nicht auseinandergehen, Druck wird jeweils 5-8 s. gehalten.

2) Der Patient befindet sich in Rückenlage, Arme und Ellenbogen in 90° Elevation bzw. Flexion; es erfolgt ein Druck auf die Ellenbogen ebenfalls in diagonaler Richtung.

Beispiele automatischer isometrischer Muskelkontraktion

1) Der Krankengymnast steht dem sitzenden Patienten gegenüber und setzt Widerstände im Bereich des vorderen Teiles des Schultergürtels.

2) Der Druck wird auf beiden Seiten gleichzeitig ausgeübt oder im Wechselspiel.

Der aktiven Derotation steht die manuelle passive Derotation gegenüber. Manueller Druck auf die Rippen ist ein Beispiel dafür. Das gilt auch für die Orthesen und derotierenden Gipsformen. Unser Derotationstraining wird oft begleitet von kyphosierenden Übungen. Es erscheint uns wichtig, daß die Rehabilitation so früh wie möglich beginnt, um wirkungsvoll auf die noch nicht voll strukturierten Körperschemata einzuwirken und um beizeiten die verschiedenen Muskelgruppen in ein Gleichgewicht zu bringen. Auf diese Weise soll eine fortschreitende Deformation der Wirbelsäule verhindert werden.

Ein solcher zunehmender Deformationsprozeß wäre aller Wahrscheinlichkeit nach nicht mehr konservativ zurückzubilden.

Zusammenfassung

Die krankengymnastische Behandlung für Wirbelsäulendeformitäten innerhalb des öffentlichen Gesundheitsdienstes in Modena stellt eine Frühbehandlung dar. Patienten mit strukturellen Veränderungen werden einer spezifischen krankengymnastischen Behandlung unterzogen, welche eine Koordinationsschulung, Kyphosetraining und Derotationstraining beinhaltet. Wichtig ist hierbei, daß der Patient lernt, sein skoliotisches Körperschema als pathologisch zu erkennen und an dessen Stelle ein Korrekturschema zu setzen. Mit zunehmender struktureller Ausbildung der Krümmungen wird der erzielbare Behandlungserfolg geringer.

Die Arbeit des öffentlichen Gesundheitsdienstes in Italien im Hinblick auf die Früherkennung von Wirbelsäulendeformitäten im Wachstumsalter

F. Cimino

Seit 15 Jahren hat der öffentliche Gesundheitsdienst in Modena ein besonderes Augenmerk auf die Erkennung von Wirbelsäulendeformitäten im Wachstumsalter geworfen. Allgemein wird versichert, daß das Skolioseschreening das wirksamste Mittel ist, um das Problem der idiopathischen Skoliose zu lösen. Solche Screeninguntersuchungen erlauben wirkungsvoll das frühzeitige Erkennen einer Wirbelsäulendeformität und somit die angemessene Behandlung entsprechender progredienter Verläufe. In den Ländern, in denen die Methode seit mehreren Jahren angewendet wird, ist die Notwendigkeit einer chirurgischen Intervention fast vollständig überwunden. Diese Ansatzpunkte haben die Arbeit unseres Teams in Modena während all dieser Jahre inspiriert. Auf dieser Grundlage haben wir unsere Anstrengungen organisiert und rationalisiert, um ein öffentliches Gesundheitssystem zu schaffen, welches folgende Anforderungen erfüllen soll:

- Untersuchung durch pädiatrische Fachärzte des Mutter-Kind-Dienstes in allen öffentlichen Schulen der Region Modena. Die Untersuchung richtet sich besonders an die Altersrisikogruppen.
- Spezialisierte, orthopädische Erstfiltrierung nach Erkennen und Auswählen von Skoliosen.
- Struktur, die dazu in der Lage ist, die Patienten mit einer Skoliose während des gesamten Wachstumsalters zu begleiten. Darüber hinaus sollte sie die Zusammenarbeit zwischen verschiedenen Berufen ermöglichen (Orthopäde, Krankengymnast, Pädiater, Neurologe).
- Elektronische Datenverarbeitung, die alle anamnestischen Informationen des Patienten speichern kann, und zwar auf der Grundlage besonderer Anfertigungen, damit die Informationen jederzeit verfügbar sind.

Unserer Meinung nach ist es uns im Laufe der Jahre gelungen, einen zufriedenstellenden Dienst zu schaffen, der die gewünschten Qualitäten erfüllt: Die Struktur, in der wir arbeiten, ist öffentlich; es handelt sich um den Mutter-Kind-Dienst für das entwicklungsfähige Alter. Dieser Dienst ist Bestandteil des lokalen Gesundheitsdienstes Nr. 16 von Modena (Unité Sanitaire Locale, U.S.L.).

Nach einer ersten Phase mußten wir uns darüber informieren, was sich außerhalb unseres Gebietes in dieser Richtung entwickelt. Wir erhofften uns dadurch Erkenntnisse, die dazu beitragen sollten, unseren eigenen Dienst zu verbessern, aber vor allem, um dann eine Standardisierung der Untersuchungsformen auf nationaler Ebene zu entwickeln. Wir haben einen Bogen mit 19 Fragen ausgearbeitet, um folgende Punkte näher zu untersuchen:
1) Wie viele U.S.L. führen die schulische Untersuchung durch?
2) Auf welche Altersstufen beziehen sie sich?
3) Welche Berufsklassen führen die Erstselektion der Patienten durch?

Nach einem Vortrag auf der 16. Jahrestagung der G.E.K.T.S. am 21. und 22.10.1988 in Hyères.

4) Wird eine 2. orthopädische Krankenselektion durchgeführt?
5) Welches sind die klinischen Auswahlkriterien bezüglich des Krankheitsbildes?
6) Welche instrumentellen, diagnostischen Techniken werden verwendet?
7) Welches sind die angewendeten therapeutischen Maßnahmen?

Wir haben einen Fragebogen an alle 673 italienischen lokalen Gesundheitsdienste gesandt. Von diesen Bögen sind nur 183 (20,5%) sorgfältig ausgefüllt zurückgeschickt worden. Wenn wir davon 80% der Gesundheitsdienste abziehen, welche keine entsprechende Basisuntersuchung durchführen, und wenn wir den Prozentsatz derjenigen hinzufügen, die versichern, nicht dieselbe Untersuchung (5%) durchzuführen, dann folgt daraus, daß in Italien nur 15% der Gesundheitsdienste ein Untersuchungsprogramm durchführen, welches speziell auf die Krankheitsbilder der Wirbelsäule ausgerichtet ist. Daher ist es offensichtlich, daß die Teilinformationen, die wir haben, kein vollständiges Bild der italienischen Situation liefern können. Eine gewisse Aussagekraft ist jedoch vorhanden.

Auf die Frage: "Wer führt die Anfangsuntersuchung durch?" wurde geantwortet: Schulmediziner (59%), Pädiater (23%), Orthopäden (9%), Hausärzte (3%) und paramedizinisches Personal (7%). Es ist offensichtlich, daß der Mediziner auch auf der 1. Ebene die wichtigste Person ist. Das steht im Gegensatz zu den angelsächsischen Ländern, in denen qualifiziertes paramedizinisches Personal diese Grunduntersuchungen durchführt. Die Altersstufe, die hauptsächlich in die Kontrollen miteinbezogen ist, ist die der 10-13jährigen. Der größte Teil der lokalen Gesundheitsdienste hat geantwortet, daß sie eine 2. Untersuchungsebene haben; es werden aber nur 26,5% der Erstuntersuchten auch dieser Zweituntersuchung unterzogen. Die Frage zu den klinischen Untersuchungsparametern ist wahrscheinlich nicht richtig interpretiert worden. Tatsächlich ist eine Rippenbuckelbildung nur in 8% der Fälle für bedeutsam gehalten worden, ohne Bedeutung dagegen in 58% der Fälle. Die Adoleszentenkrise ist auch nur in 18% der Fälle für wichtig gehalten worden. 20% hielten das Auftreten sekundärer Geschlechtsmerkmale für unbedeutend. Was die verwendeten instrumentellen Techniken betrifft, so geht hervor, daß mit Ausnahme der Röntgenuntersuchung (24,5%) die anderen Techniken (Thermographie, Elektrodiagnostik, Moiré-Photographie) nur bei einem kleinen Prozentsatz der Kinder eingesetzt wurden. Die beiden ersten Techniken wurden nur von 2 Gesundheitsdiensten, die 3. Technik nur von einem Gesundheitsdienst durchgeführt. Auf die Frage:"Wohin werden die Kinder überwiesen, welche als auffällig eingestuft werden?" haben 83% der Gesundheitsdienste mit "Sport" geantwortet in Verbindung mit medizinischer Gymnastik (52%); 20% gaben eine orthopädische Behandlung an, 2% eine Elektrotherapie.

Sport ist in folgender Reihenfolge empfohlen worden: Schwimmen, Volleyball, Basketball und Leichtathletik. Die medizinische Gymnastik wird vor allem (angegeben von 9 Gesundheitsdiensten) den Krankengymnasten anvertraut, nur in 11% der Fälle den Sportlehrern. Diese Gymnastik findet 2- bis 3mal pro Woche für je 45 min statt. Die ganze Behandlung wird über einen Zeitraum von 8 Monaten durchgeführt.

Diese Teilantworten haben uns nicht zufriedengestellt; deshalb haben wir die Absicht, unsere Umfrage zu wiederholen, die Herkunft der chirurgisch zu behandelnden Skoliosen zu untersuchen und die Ergebnisse beider Untersuchungen einander gegenüberzustellen.

In den nördlichen Regionen haben wir 278 Fragebögen an die lokalen Gesundheitsdienste ausgegeben. 86% dieser Fragebögen wurden beantwortet. Davon führen 68 (79,1%) eine Schuluntersuchung durch. In Mittelitalien und Sardinien haben von 179 Gesundheitsdiensten 33 geantwortet; 54,3% führen eine solche Untersuchung durch. Im Süden und in Sizilien haben nur 8,8% der Gesundheitsdienste geantwortet, also 19 von 216. Diese Tatsache schränkt den Wert unserer Stichprobe ein und läßt die Anzahl der Gesundheitsdienste, die eine spezifische Untersuchung durchführen, größer erscheinen, als sie tatsächlich ist. Im Gebiet von Modena haben wir seit längerer Zeit eine genaue und wirkungsvolle Untersuchung im Bereich der Schule durchgeführt. Das steht wahrscheinlich auch im Zusammenhang mit der Tatsache, daß von 1000 behandelten Fällen bis zum Ende des Wachstums nur wenige operiert werden mußten. Man könnte einlenken, daß es sich nur um kleine Skoliosen, also um gutartige Fälle handelt. Aber Pedriolle hat gesagt: "Alle großen Skoliosen sind einmal klein gewesen." Darüber hinaus halten wir es für sehr unwahrscheinlich, daß von 1000 klinisch und radiologisch untersuchten Skoliosen keine dazu bestimmt sein sollte, eine entsprechende Progredienz bis zur chirurgischen Indikation aufzuweisen. Wir folgern daraus, daß eine frühzeitig einsetzende krankengymnastische Behandlung in Verbindung mit einer aufmerksamen fachlichen Kontrolle sehr wichtig ist, um die Entwicklung einer skoliotischen Krümmung aufzuhalten.

Man könnte sich auch fragen, ob diese sehr lange Behandlungsdauer sozial und ökonomisch gerechtfertigt ist, vor allem, wenn man bedenkt, daß sie alle Skoliosen betrifft, auch die, die sich nicht sehr stark weiterentwickelten. Die Familien, die wegen kleinerer Skoliosen beraten werden, zahlen bei unserem öffentlichen Dienst sehr viel weniger, als wenn sie traditionelle Gymnastik oder Sport betreiben. Was das soziale Problem betrifft, wollen wir anmerken, daß v. a. die jungen Patienten selbst, wenn sie einen rehabilitativen Gesundheitssport betreiben, dies nicht während eines Krankenhausaufenthalts, sondern in speziell dafür eingerichteten Gymnastiksälen tun können. Das wahre Problem ist, daß alle Sportarten den Skoliotikern Schwierigkeiten bereiten können, wenn man ihnen nicht spezielle Behandlungsprogramme anbieten kann. Das hängt mit den Störungen ihres Körperschemas zusammen. In der Realität ziehen sie es auch oft vor, von den Sportstunden befreit zu werden. Diese Kinder nehmen gerne an den medizinischen Gymnastikstunden teil, weil sich dort eine gewisse psychologische Solidaritätsbeziehung herausbildet. Dieses Phänomen stellt sich besonders bei den Trägern eines orthopädischen Korsetts ein. Darüber hinaus ist es mit dieser Methode möglich, direkt und kontinuierlich den gesamten Verlauf einer Skoliose mit seinen einzelnen Abschnitten zu kontrollieren. Im folgenden soll nun die Organisation unseres Dienstes in bezug auf Wirbelsäulendeformitäten im Wachstumsalter beschrieben werden.

Die Pädiater führen ein spezielles Wirbelsäulenscreening in der 4. und 5. Grundschulklasse und in der 1. Mittelschulklasse (9.,10. und 11. Lebensjahr) durch. Kinder, die möglicherweise von einer Wirbelsäulendeformität betroffen sind, werden in das orthopädische Zentrum weiterverwiesen. Dort werden sie zunächst sorgfältig orthopädisch untersucht, und es wird eine Grunddiagnose gestellt. Wenn man lediglich einen Haltungsschaden aufdeckt, empfiehlt man Sport und wird anschließend alle 5 bis 7 Monate klinisch nachkontrollieren. Wenn man demgegenüber eine morphologische Veränderung der Wirbelsäule aufdeckt, wird der Patient zu einer Kontrolluntersuchung auf der nächsten Ebene einbestellt, wobei die Krümmung radiologisch objektiviert wird. Zunächst wird Krankengymnastik und bei Notwendigkeit ein individuell angepaßtes Korsett verschrieben. Für jedes Kind bereitet man dann unabhängig von der gefundenen Erkrankung eine medizinische Karteikarte vor. Dies betrifft auch die Kinder, die lediglich krankengymnastisch behandelt werden.

Die medizinischen Gymnastiksäle befinden sich in Schulen und sind speziell für die orthopädische Gymnastik ausgestattet. Mit einer Kopie der medizinischen Karteikarte kommt der junge Patient dann in den Krankengymnastiksaal, wo auf der Grundlage des medizinischen Berichtes ein individueller Behandlungsplan erarbeitet wird. Dieser Plan wird mit dem Orthopäden bei der nächsten Kontrolluntersuchung diskutiert. Insgesamt ist dies als unabdingbare Voraussetzung für den Erfolg der krankengymnastischen Bemühungen anzusehen. Dieser Besuch stellt eine Möglichkeit dar, den Therapieplan zu koordinieren und zu kontrollieren. Die Ergebnisse werden so auf ihren Erfolg überprüft, und der Arbeitskreis zwischen den 3 Einheiten, die am Erfolg der Arbeit beteiligt sind (Patient - Krankengymnast - Orthopäde), wird geschlossen.

Fast alle unsere Gymnastiksäle sind von Montag bis Freitag geöffnet. Damit wird eine mehr disponible Zeiteinteilung ermöglicht.

Zusätzlich wird auch die Möglichkeit geschaffen, bei erhöhtem Risiko 5 Tage pro Woche arbeiten zu können. Es gibt auch unterschiedliche Schwimmkurse, welche nicht auf strukturelle Skoliosen ausgerichtet sind, sondern auf sehr verschiedenartige Krankheitsbilder, wie z. B. kongenitale Lähmungsbilder, neuromotorische Behinderungen, Gelenkversteifungen nach traumatischen Verletzungen, Fehlhaltungen mit den Zeichen einer Progredienz und positiven Erbfaktoren. Zu diesen Schwimmkursen wird auch geraten, wenn ein Korsett abgeschult wird. Da die Aktivitäten im Gymnastiksaal an den Schulkalender gebunden sind, stellt das Schwimmbad sozusagen den Bindestrich zwischen der Sommer- und der Herbstperiode dar. Die Kurse haben sehr großen Anklang gefunden, sowohl bei den Familien als auch bei den Kindern, die so endlich eine befriedigende Aktivität gefunden haben, die ihnen auch Spaß macht.

Wir denken, daß es sehr wichtig ist, eine Antwort auf die berechtigten Forderungen unserer Patienten zu geben. Wir wissen, daß es nach einer Anfangsperiode, wo Eltern und Kinder mit uns zusammenarbeiten, eine "Abweisungskrise" gibt. Ursache dafür ist die Langeweile und vor allen Dingen der wiederholte Übungsablauf. Wir wissen aber, daß ohne die Kooperationsbereitschaft der Familie die Teilnahme an den Kursen nur noch unregelmäßig stattfindet oder gar eingestellt wird.

Unser Dienst verfügt jetzt über 21 Gymnastiksäle (und 1 Schwimmbad): 10 befinden sich auf dem Gemeindegebiet von Modena und 11 außerhalb.

1003 Kinder und Jugendliche sind z. Z. in Behandlung, davon 680 Mädchen und 323 Jungen. Das ist das letzte Ergebnis von 38315 orthopädischen Visiten und Befundkontrollen, die zwischen 1978 und 1986 von uns durchgeführt worden sind. Die von uns entworfene und benutzte Computerkarte hat viele Vorteile:
- Sie erlaubt es, die klinischen Daten jedes einzelnen Patienten genaustens aufzunehmen.
- Sie erlaubt es, die Daten elektronisch zu speichern, und erlaubt die statistische Auswertung dieser Daten.
- Sie erleichtert den Zugang und die Weiterverwertung der Daten.
- Sie erleichtert in Zukunft die Aufstellung eines medizinischen Zentralregisters, durch das die klinische Krankengeschichte und die durchgeführten orthopädischen Kontrollen direkt bei einer nachfolgenden Untersuchung abgerufen werden können.

Durch die statistische Analyse der elektronischen Karteikarten der in Behandlung befindlichen Patienten wollen wir einige Parameter ausfindig machen, die für das Skolioscreening von besonderer Wichtigkeit sind. Wir wollen auf diesem Weg die Untersuchung und Kontrolle von Patienten mit Wirbelsäulenerkrankungen so gezielt und so wirkungsvoll wie möglich durchführen. In unserem lokalen Gesundheitsdienst kann das Risikokind für eine skoliotische Erkrankung folgendermaßen charakterisiert werden:

- Geschlecht weiblich,
- etwa 12 Jahre alt,
- das Mädchen hat noch keine Regelblutung gehabt,
- Risser-Stadium 0,
- Körpergröße etwa 1,45 m, leben hauptsächlich in einer stark urbanisierten Zone ohne ausreichende Grünflächen und Sportanlagen,
- linksseitige thorakolumbale Krümmung.

Geschlecht, Alter und präpubertäre Phase sind allgemeine Risikofaktoren, während die Durchschnittsgröße und der Krümmungstyp eher Merkmale der Kinder unserer Region sind. Diese Faktoren sind für uns von Nutzen zur Indikationsstellung für eine Präventivbehandlung.

Es wäre also in Zukunft möglich, Bevölkerungsgruppen mit hohem Risiko zu identifizieren und diese dann dem Orthopäden zuzuleiten. Andere Bevölkerungsgruppen mit geringerem Risiko könnten dann weiterhin von Pädiatern nachuntersucht werden. Hierfür wäre jedoch ein besonders orthopädisch ausgearbeitetes klinisches Protokoll sinnvoll. Somit wäre dann die Prävention mehr auf diejenigen Personen ausgerichtet, die mit einem hohen Risiko behaftet sind, ohne die anderen zu vernachlässigen.

Zusammenfassung

Das Skoliosescreening in der Schule stellt einen wichtigen Beitrag zur Prävention von Wirbelsäulenerkrankungen dar. Auf diese Weise ist eine wirkungsvolle krankengymnastische Frühbehandlung möglich, wodurch zumindest im Gebiet unseres medizinischen Versorgungsdienstes in Modena die Zahl der operationswürdigen Skoliosen zurückging. Die Struktur unseres Gesundheitsdienstes wird dargestellt, und es werden Hinweise für die Weiterentwicklung solcher Dienste gegeben.

Asymmetrische Tonisierung bei adoleszenter Skoliose

P. Truchi

Zu allen Zeiten sind asymmetrische Übungen zur Kräftigung bei der Behandlung von Skoliosen eingesetzt worden.

Zahlreiche Methoden, die sich auf verschiedene Prinzipien stützen, sind im Laufe der Zeit aufgetaucht. Einige sind veraltet, andere werden noch an Krankengymnastikschulen unterrichtet, aber ohne große Überzeugungskraft: z.B. die Methode Niederhoffer, Burger-Wagner, Van-Gunsteren u.a.

Jede Methode basiert auf logischen Grundgedanken und hat zweifellos Vor- und Nachteile. Man muß das Beste daraus ziehen, aber man sollte sich vor jeder Art von Sektierertum hüten. Dennoch hat keine von ihnen den formellen Beweis ihrer Tauglichkeit geliefert. Aus diesem Grund ist während all dieser Jahre die Betonung auf symmetrische und globale Techniken der Kräftigung gelegt worden. Diese Techniken wurden von Perrin, Mezieres und Souchard, Ollier und Voutey beschrieben. Die Krankengymnasten der großen Skoliosebehandlungszentren haben die Asymmetrie "geschnitten", und zwar in dem Maße, daß Geyer auf der französisch-italienischen Tagung in Florenz klar und deutlich die Frage gestellt hat: "Sollten wir noch asymmetrische Übungen bei der Behandlung unserer Skoliosen verwenden?"

Der gesunde Menschenverstand erlaubt uns zu antworten: "Ja, wenn es Übungen gibt, die dazu in der Lage sind, eine wirkliche Korrektur herbeizuführen." Aber gibt es diese Art von Übungen? Wie kann ihre Wirkung unter Beweis gestellt werden? Wie erkennt man ihre Angemessenheit? Wie kann man daraus ein tägliches Arbeitswerkzeug machen? Es gibt so viele Fragen, die auf einen Lösungsversuch warten.

Behandlungsinhalte

Kräftigung (Tonisierung)

In der Schule von Marseille, unter der Anleitung von Garino, unterscheiden wir zwischen den rein stärkenden und den tonisierenden Übungen.

Bei der Wirbelsäulenbehandlung des Skoliotikers streben wir eine Erhöhung der Muskelausdauer der tieferen Schichten der Rückenmuskulatur an. Durch die Stärkung dieser stützenden Muskulatur wollen wir der Schwerkraft entgegenwirken. Wir wollen dauerhaft das passive Zusammensinken bei aufrechter Körperhaltung vermindern.

Unser Ziel ist es, soweit wie möglich den Haltungsverfall, der Bestandteil jeder Wirbelsäulenverkrümmung ist, wieder rückgängig zu machen, und das auf den ganzen Tag bezogen, nicht nur auf die Zeit einer Übung oder einer krankengymnastischen Sitzung. Aus diesem Grund müssen wir:

- alle Übungen aus vorkorrigierten Ausgangsstellungen durchführen,
- die bei diesen Korrekturen aktivsten Mus-

Nach einem Vortrag auf der 16. Jahrestagung der G.E.K.T.S. am 21. und 22.10.1988 in Hyères.

keln herausfinden und sie einsetzen, um ihren wirklichen funktionellen Wert zu vergrößern und nicht ihre direkte, absolute Muskelkraft,
- diesen Gewinn in die alltäglichen Bewegungsabläufe integrieren, was eine dauernde und nachhaltige Haltungsschulung mit einschließt.

Es gibt mehrere asymmetrische Arbeitsformen

Reine asymmetrische Arbeit

Der Krankengymnast verlangt nur eine Kontraktion in eine bestimmte Richtung.

a) Kontraktion eines einzelnen Muskels:
Ein Muskel wird eingesetzt, um die Krümmung zu korrigieren, meistens mit inversiver Wirkung, d.h. der distale Teil wird fixiert, was dem Muskel erlaubt, die Konkavität der skoliotischen Krümmung an sich heranzuziehen. Folgende Muskeln werden hauptsächlich eingesetzt: Psoas, Serratus anterior, mittlerer und unterer Trapezius, Quadratus lumborum (von Niederhöffer, Gans, Vautbier, Penion und Salzar und in neuerer Zeit Vaysse in Villeneuve d'Ascq).

b) Kontraktion mehrerer Muskeln:
Die Arbeit ist globaler, es ist möglich, Übungen in einer geschlossenen Bewegungskette anzuwenden. Dadurch kann man eine mehr oder weniger große Zahl von Muskelgruppen aktivieren, was die Schwierigkeit einer Analyse erhöht.

Das schließt eine systematische Kontrolle der Übungswirkung mit ein. Wir sind gezwungen, uns auf eine dauernde klinische, visuelle und palpatorische Beobachtung zu stützen. Dadurch wird das morphologische Ergebnis nachprüfbar und ebenfalls, ob die Übung für den Patienten angemessen ist.

Alternierende asymmetrische Arbeit

Je nach Übungsintensität gibt es 2 Formen:
a) Reine alternierende Asymmetrie:
Unserer Meinung nach fallen wir hier in reine asymmetrische Techniken zurück, dies ist von unserer Seite aus nicht empfehlenswert.

b) "Versetzte" alternierende Asymmetrie:
Die Übung wird auf der kontralateralen Seite mit einer "geringeren Intensität" wiederholt. Ziel: Wiederherstellung eines Gleichgewichtes und Reharmonisation; die Anzahl der Wiederholungen kann auch niedriger liegen.

Der Jugendliche scheint eine ausreichende Reife für folgende Voraussetzungen zu haben:
- die Motivation und das Interesse an der eigenen Behandlung,
- die Fähigkeit, schwierige Übungen zu verstehen und zu integrieren,
- die Kraft, anhaltend mit uns zusammenzuarbeiten.

Ziele

Die Ziele dieser bescheidenen Überlegungen zu den tonisierenden asymmetrischen Techniken sind:
- die korrigierende Leistungsfähigkeit unserer Übungen zu erhöhen, so gut wie möglich der Winkelverschlechterung entgegenzuarbeiten und die Deformation des Thorax zu verhindern (Mollon und Rodot 1986), die Entwicklung gewisser orthetisch versorgter Skoliosen in Richtung Chirurgie zu verhindern, die freien Skoliosen zu stabilisieren und sie wenn möglich unterhalb der verhängnisvollen 30°-Grenze bis zum Abschluß der Wachstumsgrenze zu halten,
- den Patienten zu einer eigenverantwortlichen Haltung gegenüber der eigenen Statik anzuleiten.

Leitlinien

Begriff der komprimierenden Arbeit

Der Krankengymnast muß sich immer bewußt sein, daß jede Kontraktion einer Vergrößerung von Kompressionskräften auf eine schon brüchige Wirbelsäule entspricht. Man muß diese Idee wirklich verinnerlichen. Das hat uns vor langer Zeit schon dazu geführt, forcierte muskelkräftigende Übungen für eine Wirbelsäule, die dazu neigt "auszuglühen", aufzugeben.

Wir werden also vorwiegend Übungen mittlerer Intensität verwenden. Damit ist die Aufrechterhaltung der Korrektur während der ganzen Übungsausführung möglich.

Zeitfaktor

Aus denselben Gründen ist es auch ratsam, die Kontraktionen zu verlängern. Ihre Dauer nähert sie ihrer Funktion an.

Kontrolle

Der Patient muß sich während der Übung dauernd selbst kontrollieren, um die Korrekturen zu erhalten. Um dies zu erleichtern, verwenden wir den Doppelspiegel.

Widerstand

In fast allen Fällen wird der Widerstand manuell gesetzt, mit oder ohne Einsatz der Schwerkraft. Versuche, instrumentelle Widerstände zu setzen, sind noch nicht überzeugend gewesen.

Vorkorrektur

Die übungsvorbereitende Phase - eine sehr wichtige Phase - besteht darin, vorangehende Korrekturen vorzunehmen:
- Im thorakalen Bereich soll eine kyphotische Ausgangsstellung eingenommen werden, um dem Flachrücken und dem Hohlrücken entgegenzuwirken.
- Der lumbale Abschnitt soll delordosiert werden, um die Hyperlordose zu bekämpfen (wenn notwendig).
- In der Frontalebene soll eine lumbale Translation der konvexen Seite in Richtung konkave Seite angestrebt werden, um den iliolumbalen Winkel zu öffnen und die Konkavität abzumildern (im Falle einer lumbalen oder thorakolumbalen Krümmung).
- Die Symmetrielinie der beiden Körperhälften soll der normalen axialen Linie wieder angeglichen werden.
- Der Beckengürtel soll ausgeglichen und die gerade Blickrichtung in der Horizontalen wieder eingestellt werden.

Statische Übungen

Um den Patienten nicht noch mehr zu verwirren, verlangen wir lediglich von ihm, seine Position zu halten und so unbeweglich wie möglich zu bleiben, ohne die Atmung zu blockieren, während der Krankengymnast direkte oder indirekte, lokalisierte Widerstände in verschiedenen Höhenabschnitten setzt. Beachten Sie den erzieherischen Wert dieses Übungstyps.

Techniken

Seit einigen Jahren haben wir die monomuskulären, tonisierenden Übungen zugunsten der polymuskulären Übungen eingeschränkt. Diese Muskeln, die in den tieferen Schichten wirksam sind, scheinen uns eher mit der Funktion der Wirbelsäule in Beziehung zu stehen und daher spezifischer zu sein. Auch scheinen sie uns wirkungsvoller zu sein. Die Muskeln, die dem medialen tiefen Trakt der autochthonen Rückenmuskulatur angehören, sind in mehrerer Hinsicht interessant:
- Diese Muskeln haben eine Stützfunktion, sie spielen bei der Statik eine große Rolle.
- Es sind rotatorische Muskeln (ihr lateinischer Name ist: Rotatores, Multifidus). Sie drehen die Wirbelsäule in Gegenrichtung ihrer eigenen Kontraktionsrichtung; also scheint es vorteilhafter, sie zur Seite der Konvexität hin arbeiten zu lassen (eine Erhöhung der Kompressionskräfte ist hier weniger gefährlich als auf der konkaven Seite), um zu versuchen, einen "derotatorischen Effekt" zu erzielen.
- Es handelt sich um "gespaltene" Muskeln, man findet sie auf allen Wirbelsäuletagen, und es ist möglich, ihre Aktivität, je nach dem Abschnitt, auf den man einwirken will, zu dissoziieren.

Angeregt durch diese Eigenschaften, haben wir einige charakteristische Übungen entworfen. Diese Übungen führen wir innerhalb eines Systems aus, das wir "Arbeitstechnik in Torsionsrichtung" nennen. Es folgen dazu jetzt einige Beispiele.

Krankengymnastische Übungen

Übung I

- Ausgangsstellung (ASTE): Der Patient sitzt rittlings dem Spiegel gegenüber, die Arme sind horizontal gestreckt.
- Vorkorrektur (VK): Versuch, die anteroposterioren physiologischen Krümmungen wiederherzustellen
  + Beckeneinstellungen
  + vorsichtige lumbale Delordosierung
  + die Arme, die den Stab halten, werden nach vorn herausgeschoben (wirkt dem Flach- oder Hohlrücken entgegen).
- Eigentliche Übung (EÜ): Der Krankengymnast übt in horizontaler Richtung Druck von links nach rechts am Stabende aus. Der Patient versucht, den Druck proportional zu halten.
- Parameter: Die Übungen werden bei einer thorakalen oder thorakolumbalen rechtsseitigen Skoilose angewendet. Der Patient versucht, seinen Widerstand der Druckstärke des Krankengymnasten anzupassen, 10 s als Minimum. Kontraktion und Entspannung steigen progredient an. Die höchste Arbeitsintensität sollte ausreichend sein, um eine sichtbare und spürbare Wirkung hervorzurufen. Jede Übung wird wenigstens 3mal wiederholt. Anmerkung: Bei der Skoliose erlaubt die Arbeit mit dem Korsett, daß man die Wirkung der Kontraktion besser spürt, weil die am Stab sich festhaltenden Hände automatisch ausweichen. Darüber hinaus erlaubt die Orthese eine bessere Kyphosierung des thorakalen Segmentes.

Übung II

- ASTE: wie I.
- VK: wie I.
- EÜ: Der Therapeut übt von oben nach unten kursiv Druck auf das Ende des Stabes aus oder von unten nach oben auf das entgegengesetzte Ende, rechts.
- Parameter: wie I.
- Varianten: Kombination der 2 Übungen.

Übung III

Angeregt durch van Gunsteren.
- ASTE: Der Patient sitzt mit gestreckten Armen der Sprossenwand gegenüber und greift die entsprechende Sprosse.
- VK: wie I.
- EÜ: Der Krankengymnast übt von hinten nach vorn Druck auf den konkaven Abschnitt des Thorax aus, entgegengesetzt zur abstützenden Hand von vorne (leichter Druck zur Stimulation).
- Parameter: Der Patient zieht am rechten und stößt am linken Arm. Er führt bei der Einatmung eine forcierte Spannung herbei und atmet dann mit zunehmender Stärke aus. Es ist sorgfältig darauf zu achten, daß keine Rotation und kein Gleichgewichtsunterschied im Bereich des Schultergürtels entsteht.

Übung IV

- Der Patient sitzt rittlings auf der Schwedenbank, die Arme seitlich am Körper.
- VK: wie I.
- EÜ: Der Patient versucht, eine Rotation des Stammes nach links durchzuführen. Der Krankengymnast behindert diese Bewegung durch eine paarweise Gegenrotation auf die Schultern: Widerstand von hinten nach vorne auf der linken Seite, Widerstand von vorne nach hinten auf der rechten Seite. Es handelt sich um eine nach links behinderte Rotation.
- Parameter: die Bank fest mit den Knien einklemmen.

Übung V

- ASTE: Der Patient steht der Sprossenwand gegenüber, die Arme gestreckt, die Hände greifen die Sprosse in Höhe der Schultern, die Beine sind hüftbreit auseinander, Knie leicht gebeugt.
- VK: Der Patient kippt das Becken leicht nach hinten, um das lumbale Segment zu delordosieren; er drückt die Arme nach vorne, um die Lordose weiter zu delordosieren.
- EÜ: Der Therapeut setzt paarweise Widerstand und versucht, die Beckenrotation des

Patienten nach links zu verhindern.
- Parameter: darauf achten, daß das Becken in allen Ebenen im Gleichgewicht bleibt.

Übung VI

- ASTE: Der Patient steht mit dem Rücken zur Wand; in dem horizontal gestreckten Armen hält er einen Stab.
- VK: wie I.
- EÜ: *1. Phase:* Der Patient rotiert den Stamm im Ganzen nach links, bis der Rippenbuckel von der Unterstützungsfläche abhebt.
2. Phase: Er kehrt in die Ausgangsposition zurück, ohne daß der Rippenbuckel die Unterstützungsfläche berührt.
- Parameter: Er hält die Endstellung während 3 Atemzyklen.

Ergebnisse

Wenn wir einen Fall als Beispiel nehmen, ist die Hoffnung berechtigt, daß diese Techniken eine bemerkenswerte andauernde Wirkung haben:

Beispiel: E.V., weiblich, 14 Jahre alt, Risser-Zeichen III, Trägerin einer idiopathischen, thorakolumbalen rechtsseitigen Skoliose von 24°. Unter Röntgenkontrolle erreicht sie:
- 15° mit der Übung IV,
- 8° mit der Übung V,
- 6° mit der Übung VI.

Das muß noch anhand einer umfangreichen Fallstudie unter Beweis gestellt werden, und es wäre interessant, eine europaweite Studie durchzuführen. Man könnte innerhalb der G.E.K.T.S. eine Arbeitsgruppe schaffen, die damit beauftragt würde, eine protokollarische Untersuchung durchzuführen und die Ergebnisse zusammenzutragen, um sie dann zu interpretieren. Genaue nützliche Informationen für die Praxis könnten sich daraus ergeben.

Schlußwort

Das Schwierigste bleibt noch zu tun: Die Wirkung dieses Übungstyps muß noch auf lange Sicht überprüft werden. Die Anzahl der Fälle ist noch zu klein, um daraus zu diesem frühen Zeitpunkt Schlüsse ziehen zu können.

Die tonisierenden Übungen, welcher Art sie auch immer seien, sind nur ein Teil der Behandlung der Adoleszentenskoliose. Sie laufen auf eine echte neuromuskuläre Reprogrammierung hinaus, und zwar auf der Grundlage von Gleichgewichtsübungen, propriozeptiven Übungen und einer Haltungsschulung.

Sie ergänzen die dreidimensionalen Entspannungsübungen der Methode von Miramand und schließen auch nicht die klassischen Techniken der Skoliosebehandlung aus.

Eine Tatsache scheint festzustehen: Es gibt einen spezifischen Kontraktionstyp, der einen interessanten Korrektureffekt hat, wenigstens solange wie die Übung dauert. Kann man darauf hoffen, daß die tägliche Wiederholung dieser Übungen und die dadurch bewirkte Tonisierung der betroffenen Muskeln zu einer besseren Aufrechterhaltung der korrigierten Position führt? Von der Physiologie der Wirbelsäule wäre diese Haltung ökonomischer und besser in die 3 Ebenen integriert. Man könnet so wirkungsvoll gegen die mechanischen Verschlimmerungsfaktoren der Krümmungen ankämpfen.

Zusammenfassung

Nach eigenen Erfahrungen können asymmetrische Übungen bei Patienten mit idiopathischer Skoliose zu günstigen Korrektureffekten führen. Wir verwenden vorrangig die asymmetrische Arbeit unter Verwendung von geschlossenen Muskelketten unter ständiger visueller und palpatorischer Kontrolle der Übungswirkung. Übungsbeispiele werden aufgezeigt. Eine radiologische Krümmungsaufrichtung in den verschiedenen Übungen konnte nachgewiesen werden.

Literatur

Gunsteren W van, Richemont O, Wermeskerken L van (1968) Rééducation musculaire à base de réflexes posturaux. Masson, Paris

Mollon G, Rodot JC (1986) Scolioses structurales mineures et kinésithérapie. Etude statistique comparative des résultats. Kinésither R Scient 244: 47-56

Erfahrungen in der Behandlung beträchtlicher Wirbelsäulendeformitäten bei älteren Patienten

G. Solesme, D. Poncet, M. Orand, N. Zeizig, B. Hondmon, A. Kryzwanski

Es hat sich als günstig erwiesen, die Orthesenbehandlung und die krankengymnastische Behandlung zusammen zunächst stationär zu beginnen, nicht zuletzt auch, um dem Patienten das nötige Verständnis für das Behandlungsregime zu vermitteln. Die ersten der von uns behandelten älteren Patienten mit beträchtlichen Wirbelsäulendeformitäten wurden vor mehr als 25 Jahren erstmals stationär behandelt. Angesichts der Fälle mit einer demineralisierten Wirbelsäule mit spontanen Wirbelkörperfrakturen oder auch mit Instabilitäten, welche oft eine Fortbewegung unmöglich machten, zeigte sich die Notwendigkeit, ein Behandlungsprogramm zu entwickeln.

Eine chirurgische Intervention schien bei den wenigsten dieser Fälle denkbar, und die Krankengymnastik allein erschien unzureichend, so daß eine zusätzliche Orthesenversorgung entwickelt werden mußte.

Wir hatten in diesem Bereich gute Erfahrungen durch unsere jungen Skoliosepatienten und unsere erwachsenen Schmerzpatienten mit Wirbelsäulendeformitäten gemacht. Um eine Progredienz solcher Deformitäten zu verlangsamen, nahmen wir zunächst eine zirkuläre Gipsversorgung vor, die unter der Berücksichtigung einer komfortablen Tragweise zunächst stufenweise korrigierend sein sollte. Anschließend nahmen wir die Versorgung mit einer Orthese aus Plexidur und später aus Polyäthylen vor.

Nach einem Vortrag auf der 16. Jahrestagung der G.E.K.T.S. am 21. und 22.10.1988 in Hyères.

Diese Versorgungen waren oftmals problematisch, führten aber schließlich zu ermutigenden Ergebnissen. Später haben wir den Korrekturgips dann noch in 2 Teile geschnitten, wodurch die Möglichkeit besteht,
- daß sich der Patient nach und nach an das Tragen des Gipses gewöhnt,
- daß der Patient sofort beim geringsten Angstgefühl oder bei auftretenden Schmerzen den Gips selbst abnehmen kann und
- daß der Gips nachts abgenommen werden kann.

Außerdem lassen sich auf diese Weise auch weitere Anpassungen im inneren Gipsprofil leicht durchführen. Dennoch wurden solche Gipsversorgungen von einigen schwächeren Patienten wegen des hohen Gewichtes nicht toleriert. Außerdem ist beim Anlegen des Gipses häufig eine Hilfestellung notwendig. Aber auch heute noch führen wir über die Gipsbehandlung eine schrittweise Krümmungskorrektur durch, an deren Ende der individuelle Entwurf eines Korsetts, meistens aus synthetischem Material, steht. Es ist sicher sehr schwierig, diese orthopädische Behandlung zu akzeptieren und damit zu leben. Dazu bedarf es einer ganz speziellen psychologischen und physischen Vorarbeit und Begleitung.

Solch anspruchsvolle Behandlungen werden bei uns im kleinen therapeutischen Team durchgeführt und koordiniert. Es zählen hierzu 1 Arzt, 3 Krankenschwestern mit Pflegehilfskräften, 4 Krankengymnasten, 1 Ergotherapeut, 1 Sozialfürsorger, 1 Psychologe und 1 Diätberaterin. Jedes Mitglied dieses therapeutischen Teams hat seine ganz persönliche Rolle zu spielen, um den Patienten auf die Behandlung vorzubereiten und ihm zu helfen.

Reedukation - krankengymnastische Rehabilitation

Die ersten Sitzungen sind häufig entscheidend. Sie sollen daher im folgenden genauer beschrieben werden. Wir halten es nicht für notwendig, die Patienten direkt klinisch zu untersuchen. Sie sollten so schnell wie möglich die Gelegenheit haben, zunächst einmal frei zu erzählen. Für uns sind dann folgende 3 Fragen von besonderer Bedeutung:

1) Warum kommen sie in unser Zentrum? (Dadurch erfahren wir ob man sie gezwungen hat oder nicht.)
2) Was erwarten sie von uns? (Dadurch bekommen wir ein Bild von ihren Wünschen und Vorstellungen bezüglich der Behandlung.)
3) Welche Behandlungen sind bis jetzt durchgeführt worden?

Im Anschluß daran versuchen wir, dem Patienten die Veränderungen seines Körpers zu erklären, was ihn häufig nicht wenig erstaunen wird. Von seiten der Untersuchung beginnen wir dann die klassische Messung der Körpergröße (der Patient korrigiert sich selbst aus, weil er so wenig wie möglich zusammengesunken erscheinen will). Diese Größe wird dann dokumentiert und der Patient ohne besondere Hinweise mit der Bitte, sich ein wenig zu gedulden, 5 min unter dem Meßstab allein gelassen.

Dann wird erneut seine Körpergröße registriert. Diese ist immer niedriger als bei der Erstmessung. Dieses Verfahren kann dann noch einmal wiederholt werden, und es ist möglich, daß sich die Körpergröße dann noch einmal reduziert. Diese Körpergröße bezeichnen wir als Gewohnheitsgröße. Wir haben hierbei Unterschiede von 5 - 6 cm, ja sogar bis zu 10 cm und mehr ermitteln können.

Einem älteren Menschen die Möglichkeit zu geben, sich dauernd in einem Korsett im Bereich seiner "klassischen Körpergröße" aufrecht zu erhalten, ist keine geringe Aufgabe, selbst wenn diese maximale Körpergröße nicht weiter veränderbar ist. Nach dieser Sitzung, in der die Körpergröße bestimmt wurde und gleichzeitig eine ausreichende Aufklärung erfolgte, verhält sich der Patient nicht mehr wie zuvor. Er wird bereits ein Problembewußtsein für seine Haltung entwickelt haben. Dann beginnt unser therapeutisches Handeln.

Ebenfalls wird prinzipiell die Vitalkapazität mit dem Spirometer gemessen. Diese Information ist wichtig und sehr aufschlußreich. Bei Patienten mit stärkeren Wirbelsäulendeformitäten liegt die Vitalkapazität oft zwischen 1 und 2 l, manchmal darunter.

Im Laufe der 2. Sitzung bitten wir den Patienten, uns die Übungen vorzuführen, die er früher durchgeführt hat.

Im Laufe der 3. Sitzung beurteilen wir dann, ob der Patient psychologisch in der Lage ist, seinen Körper zu entdecken. Wenn er das nicht kann, beginnen wir mit der klassischen Behandlung, wobei wir ihm zunächst seine korrigierte Haltung in unauffälligen kleinen Schritten bewußt machen. Diese Untersuchungen und Aufklärungen sollten sich an einem ruhigen abgeschlossenen Ort abspielen. Der Patient sollte leichte Kleidung tragen, ein diskreter Spiegel sollte vorhanden sein, der es dem Patienten dennoch erlaubt, sich fast zufällig wahrzunehmen. Man sollte ihm sein Bild nicht aufdrängen, er sollte sich eher indirekt entdecken.

Es fällt ins Auge, daß der Betroffene mit Haltungskorrekturen beginnt, sobald er seine Haltung entdeckt. In diesem Moment, vielleicht auch während einer anderen Sitzung, kehrt man dann direkt vor den Spiegel zurück und wird im Detail die Gesamtheit der Deformationen, Haltungen und ihre gegenseitigen Wechselwirkungen analysieren. Es wird dann auch dem Patienten verständlich, warum es notwendig ist, regelmäßig vor den Spiegel zurückzukehren. Vor allem während der ersten Sitzungen können dann die erworbenen Korrekturen wie auch das allgemeine Gleichgewicht kontrolliert werden.

Krankengymnastische Behandlung

Zur krankengymnastischen Reedukation werden Hilfsmittel des allgemeinen Lebens wie z. B. Türrahmen, Stuhllehnen, Stöcke usw. benutzt.

Unsere Behandlung enthält vorsichtige Lockerungsübungen, die sich manchmal auf einfache Ausgangsstellungen, z. B. auf die Rükkenlage, beschränken müssen. Verbunden werden diese Übungen mit Atemübungen speziell zur Schulung einer Zwerchfellatmung. Wir betonen die Ausatmung mit Rippensenkung durch Bauchmuskelspannung. Dabei achten wir genau auf eine gute Stellung des Rückens, der Schultern und des Kopfes. Mit diesen Atemübungen sind Lockerungsübungen für die Schultern wie auch für den pelvitrochantären Bereich kombinierbar. Wenn man sich sicher ist, daß man später ein starkes Korrekturergebnis aufrechterhalten kann, sind Lockerungen in allen Ebenen möglich. Dosiert kann man auch noch die Glisson-Schlinge oder den Traktionstisch (Eltrac) anwenden, der passiv alternierende Traktionen von längerer Dauer ermöglicht, und zwar von 2 - 18 s mit Pausenzeiten von ebenfalls 2-18 s.

Die beweglichen Patienten können komplexere Lockerungsübungen durchführen wie z. B. "das arabische Gebet", welches eine Lokkerung von Wirbelsäule, Schultern und Thorax beinhaltet.

Zur Muskelkräftigung bleiben Übungen zur Körperaufrichtung wesentlich. Sie sind relativ einfach und somit auch selbständig zu Hause ohne die dauernde Kontrolle eines Krankengymnasten durchzuführen. Wir verwenden häufig auch rückenkräftigende Übungen in der Vorbeuge. Der Patient soll hierbei die Existenz und die stellvertretende Rolle der Hüftgelenke als Schutz für die Wirbelsäule entdecken. Die Muskulatur der Bauchregion soll auf keinen Fall durch gestrecktes Beinheben trainiert werden. Diese Muskulatur sollte eher bei den Atemübungen beansprucht werden. Darüber hinaus gibt es folgende isometrische Übungsmöglichkeiten:

- mit Gewichten,
- durch rhythmische Stabilisationen bzw. propriozeptive Stabilisation zur selbständigen Körperaufrichtung in Anlehnung nach Kabat oder
- im Stand mit seitlichen oder frontalen Widerständen.

Letztlich gilt es auch noch, die Beine zu kräftigen, da eine ökonomische Wirbelsäulenbelastung ohne kräftige Beine nicht vorstellbar erscheint. Unglücklicherweise haben viele Patienten dieses Alters Kniebeschwerden, wodurch diese Bemühungen bereits limitiert werden.

Im allgemeinen können wir nach etwa 10 Tagen einer solchen Vorbehandlung die erste Gipsbehandlung vornehmen. Man sollte hierbei zumindest 3 Gipsbehandlungen einplanen. Der Patient bestimmt den Zeitpunkt der Gipsanlage selbst, genauso wie den für ihn erträglichen Korrekturgrad. Es ist wesentlich, den Patienten dazu zu bringen, eigene Verantwortung zu übernehmen; er muß unbedingt selbst an der Behandlung teilnehmen, wenn diese nicht scheitern soll. Es sollten sich kleinere Sitzungen anschließen, bei denen diejenige Körperhaltung besonders geübt wird, die der Patient beim Anlegen des Gipses aufrecht erhalten muß. Der Patient sollte beim Anlegen des Gipses entspannt erscheinen, und er sollte auch wissen, was im einzelnen gemacht wird, und dabei jederzeit sicher sein, daß er diese Situation beherrscht. Bei einem besonders ängstlichen Patienten ist es nützlich, ihm zu sagen, daß sein Gips sofort in 2 Teile getrennt wird und er so nach und nach an das Tragen gewöhnt werden kann. Andererseits besteht die Möglichkeit, zunächst einen Gips ohne Korrektur zur Gewöhnung anzulegen.

Es ist eine zusätzliche Woche Krankenhausaufenthalt erforderlich, damit Krankengymnast und Gipser die Vorrichtungen ausstatten können und der Ergotherapeut dem Patienten helfen kann, im Alltag mit dem Zwang des Gipstragens fertigzuwerden. Die krankengymnastische Behandlung wird hierbei natürlich fortgesetzt, die Lockerungsübungen werden ohne Gips, die Muskelkräftigung im Gips durchgeführt. Im Laufe des Tages wird der Patient häufig versucht sein, sich von seiner Vorrichtung zu befreien. Er sollte sie eher als einen Führer betrachten anstatt als Vormund.

Nach der ersten Gewöhnungsphase kann der Patient den Gips 3 - 4 Wochen zu Hause tragen, um sich später einen neuen Gips anlegen zu lassen. Der Patient bestimmt dann selbständig das notwendige Korrekturausmaß. Dieser 2. Gips sollte ebenfalls wenigstens 1 Monat lang getragen werden, und es wird danach entschieden, ob ein 3. Gips notwendig oder wünschenswert ist. Wenn dies nicht notwendig erscheint, kann man einen Abdruck zur Herstellung einer Orthese abnehmen. In vielen Fällen kann man erlauben, nachts das Korsett wegzulassen. Unter Aufhebung der Schwerkraft ist eine wesentliche Verformung der Wirbelsäule ja nicht zu erwarten. Der Ergotherapeut wacht darüber, daß alle Behandlungsmaßnahmen vom Patienten erlernt und in die Aktivitäten des täglichen Lebens über nommen werden. Somit erreichen wir häufig das Ziel, dem Patienten eine bessere Lebensqualität zu vermitteln.

Zusammenfassung

Es werden die konservativen Maßnahmen skizziert, die im Centre de Readaptation fonktionnelle des Massues bei älteren Patienten mit Wirbelsäulendeformitäten zur Anwendung kommen. In vielen Fällen von starken Wirbelsäulendeformitäten bei älteren Patienten muß eine Gipsbehandlung oder Orthesenbehandlung mit einer krankengymnastischen Reedukation verbunden werden.

Die Erwachsenenskoliose

P. Ducongé

Erwachsene Patienten, die von einer mehr oder weniger starken Skoliose betroffen sind, suchen einen Arzt entweder wegen begleitender Schmerzbeschwerden oder wegen anderer Probleme auf, welche durch eine wiedereinsetzende Krümmungsprogredienz hervorgerufen werden. Ästhetische Probleme sind hierbei von geringerer Bedeutung. Das beweist, daß die Skoliose sich im reifen Knochenalter nicht stabilisiert. Duriez hat in einer Studie nachgewiesen, daß Skoliosen von 50° und mehr sich etwa 1° pro Jahr verschlechtern. Das ist in Wahrheit ein theoretischer Wert. Sehr schwer verformte Wirbelsäulen verändern sich fast nicht im Verlaufe mehrerer Jahre, andere, mittelmäßig oder kaum verformte Wirbelsäulen verformen sich im Erwachsenenalter plötzlich drastisch. Druck- und Spannungsungleichgewichte machen sie verwundbar gegenüber dem Alterungsprozeß und den degenerativen Abläufen wie der Arthrose und der Osteoporose. Das führt dazu, daß der Anteil an Skoliosen in der Gruppe von Patienten vor der knöchernen Ausreifung bei 0,2% liegt, jenseits des 60. Lebensjahr jedoch 6% beträgt. Eine Verschlechterung von 1° pro Jahr läuft nicht gleichförmig ab. Es gibt oft lange Perioden der Stabilisierung. Gewisse Faktoren tragen zu einer Verschlechterung bei: Bei Frauen können es Schwangerschaften, Stillzeiten, die Menopause, eine eintretende Osteoporose wie auch psychosomatische Erkrankungen sein. Beim Mann kommen die Wechseljahre, Angst und wiederholte Mikrotraumen sportlicher oder beruflicher Genese in Frage.

Statistisch gesehen neigen die Lumbalskoliosen eher zu einer Verschlechterung als die thorakalen oder S-förmigen Skoliosen. Der lumbale Wirbelsäulenabschnitt wird am meisten beansprucht und entwickelt bei einer skoliotischen Krümmung Dislokationen im Bereich des Intervertebralraums. Hinzu kommen wiederholte Distorsionen, welche Schmerzzustände hervorrufen können, die ihrerseits eine Skoliose verschlimmern können. Die thorakalen, weniger progredienten Skoliosen führen eher zu einer Einschränkung der Vitalkapazität. Kompressionen in Höhe des Mediastinums können die Herzmechanik verändern und zu irreversiblen Schäden führen. Eine Spondylarthrose schließlich, die sich sehr häufig auf Höhe der Verkrümmungen zeigt, kann die Folgen einer bestehenden Osteoporose verschlimmern. Insgesamt führt die skoliotische Deformität zu einer gewissen Anzahl von Störungen.

Probleme erwachsener Skoliosepatienten

Schmerz

Skoliotische Schmerzzustände im Erwachsenenalter sind i. allg. nicht häufiger als die vertebragenen Schmerzzustände eines Normal-

---

Nach einem Vortrag auf der 16. Jahrestagung der G.E.K.T.S. am 21. und 22.10.1988 in Hyères.

kollektivs. Das Auftreten von Schmerzen scheint nicht vom Alter, Geschlecht, Beruf, Krümmungswinkel oder dem Beginn der Skolioseentwicklung abzuhängen. Lokalisation und Entstehungsmechanismus des Schmerzes können dank der klinischen Untersuchung präzisiert werden. Der Schmerz steht nicht immer in Beziehung zum Schweregrad der Skoliose. Hochgradige Skoliosen provozieren in manchen Fällen nie Schmerzen. Mäßige Verkrümmungen können derart schmerzhaft werden, daß sie jede Art von Arbeit jahrelang unmöglich machen. Das Problem scheint mit der spezifischen Rotation bestimmter Wirbelkörper in Verbindung zu stehen. Schmerzen bei der Erwachsenenskoliose können sich über die ganze Wirbelsäule verteilen. Die am meisten betroffenen Regionen sind der lumbosakrale wie auch der thorakolumbale Übergang.

Probleme des Verdauungstraktes

Bei einigen stärkeren Skoliosen sind die Eingeweidehöhlen verändert, woraus Verdauungsprobleme resultieren können. Zusätzlich bilden sich in diesen Fällen häufig Hiatushernien.

Größen- und Gewichtsverlust

Stagnara (1969) hat in einer kleinen Studie von 183 schweren Skoliosen im Erwachsenenalter im Vergleich zur Durchschnittsbevölkerung eine Größenabnahme von 20 cm bei Frauen und von 17 cm bei Männern gefunden. Der Gewichtsverlust lag durchschnittlich bei 17 kg. Diese Ergebnisse können wir nach unserer Erfahrung bestätigen.

Respiratorische Einschränkungen

In unserem Patientengut fanden wir eine durchschnittliche Vitalkapazität bei Frauen von 1300 ml (Sollwert 3100 ml), bei Männern fanden wir durchschnittlich 2080 ml (Sollwert 4800 ml). Bei Skoliosepatienten mit Krümmungen über 75° liegt die Vitalkapazität im allgemeinen unter 1,5 l (10 Patienten unseres Untersuchungsgutes).

Kardiale Probleme

Die thorakalen Skoliosen, die Kyphoskoliosen, führen nach Dalloz zu Rechtsherzeinschränkungen, Dyspnoe, Zyanose und Rechtsherzhypertrophie. Es wurden bei zahlreichen Patienten Gefäßveränderungen am Herzen gefunden.

Neurologische Probleme

Die Krümmungszunahme der Erwachsenenskoliose kann zu Paresen führen. Bei Krümmungen von mehr als 100° nach Cobb ergibt sich ein gewisses Paraplegierisiko.

Die krankengymnastische Behandlung bei Skoliosen (zwischen 25 und 80°)

Ziele der krankengymnastischen Behandlung sind:
- die Krümmungsprogredienz aufzuhalten,
- den bestehenden Zustand möglichst zu stabilisieren,
- die mit der Skoliose verbundenen funktionellen Störungen zu bessern.

Es folgen die Richtlinien der krankengymnastischen Behandlung.

Eingangsuntersuchung

1) Tastbefund
Es soll zunächst ein genauer krankengymnastischer Status erhoben werden, der die Untersuchung der Haut und des Unterhautgewebes zum Inhalt hat, um hyperalgetische Zonen, verfestigte Bindegewebszonen sowie viszerokutane Projektionen zu erfassen. Als nächstes soll ein Muskelstatus erhoben werden, wobei v.a. nach verkürzten Muskeln gesucht wird, die dazu beitragen können, eine Skoliose zu verschlimmern. Palpatorisch wird dann die Wirbelsäule mit ihren Knochen auf starre und weiche Zonen unter Einschluß des Beckengürtels untersucht.

2) Statischer Befund des Patienten
Hierbei sollen alle statischen Veränderungen von den Füßen bis zum Kopf registriert wer-

den, die geeignet sind, eine Krümmung zu verschlimmern:
- Senkfuß,
- einseitige Verschlechterung einer Kniefehlstellung,
- Hüftbeugekontraktur,
- Rotation des Beckens, ISG-Blockierung,
- skapuläres Ungleichgewicht.

3) Bewegungsbefund
Es werden hierbei die Bewegungstests, z.B. der Test nach Schober (Flexion/Extension), wie auch der Rotationstest durchgeführt. Seitneigungseinschränkungen werden registriert. Diese Befunde ermöglichen beim erwachsenen Skoliosepatienten eine krankengymnastische Orientierung, wodurch wir erfahren können, welche Wirbelsäulenzonen bewahrt und welche korrigiert werden sollten.

4) Untersuchung des Haltungsstereotyps
Vor allem bei starken Skoliosen gilt es, den Haltungsstereotyp und sein Verhältnis zur Krümmung zu untersuchen. Es ist wichtig, hierbei vom Beckengürtel auszugehen und Kompensationsfaktoren, Progredienzfaktoren und Schmerzfaktoren zu erkennen.

Krankengymnastische Behandlung

1) Massage
Die Massage hat ihren festen Platz in der krankengymnastischen Behandlung der Erwachsenenskoliose. Sie soll
- gewisse Muskelgruppen entspannen,
- Myogelosen beseitigen,
- helfen, tonische Reflexe aufrechtzuerhalten, vor allem auf Höhe der Redressionszone,
- über die Reflexzonen auf organische Dysfunktionen einwirken, welche u. a. von einer Skoliose hervorgerufen werden können.

2) Haltungstraining
Das Erlernen einer ökonomischen Haltung des Rückens sollte mit dem Patienten eingeübt werden. Diese Haltung sollte dann auf die beruflichen und sportlichen Aktivitäten übertragen werden. Es gilt, die günstigste Haltung für die Tages- und die Nachtzeit herauszufinden.

3) Streckungen
Der Versuch, die Wirbelsäule aktiv im Sinne einer Elongation zu strecken, ist sehr wichtig. Diese Streckungen sollten durch aktive Muskelarbeit erzielt werden. Übungen aus dem Vierfüßlerstand mit Ausgleichstraining für den Beckengürtel können hiermit ebenfalls durchgeführt werden. Solche Streckübungen können kontrakte Muskeln miteinbeziehen, welche Schmerzen provozieren. Häufig verkürzte Muskeln sind die ischiokrurale Muskulatur, der Psoas und die pelvitrochantäre Muskulatur. Jede Mobilisation der Wirbelsäule soll vermieden werden, um nicht bereits eingesteifte Zonen zu mobilisieren und auf diese Weise der Progredienz Vorschub zu leisten. Das Bestreben, die Wirbelsäule von erwachsenen Skolioespatienten geschmeidig zu machen und zu mobilisieren, ist obsolet.

4) Muskuläres Gleichgewicht
Vor allem ist es notwendig, muskuläre Dysbalancen auszugleichen. Dazu können Übungen verwendet werden, welche z.B. Truchi (1988) in seinem Beitrag über die asymmetrische Tonisierung vorgeschlagen hat. Ich persönlich versuche, folgende Muskeln bei meiner Arbeit besonders zu berücksichtigen: Psoas, Quadratus lumborum, Pektoralis und Latissimus dorsi.

5) Entwicklung der propriozeptiven Fähigkeiten
Es erfolgen Übungen im Sitzen, im Stehen und auf dem Freeman-Plateau, welche die propriozeptiven Leistungen im Sinne einer Koordinationsschulung fördern. Es muß hierbei jedoch unterhalb der Schmerzgrenze wohldosiert gearbeitet werden, wobei bei Thorakalskoliosen durchaus gewisse Trainingsanforderungen gestellt werden sollten (leichte Atemfrequenzsteigerungen sind die Grenze für solche Übungen).

Schlußwort

Diese Arbeit erhebt nicht den Anspruch, die krankengymnastische Behandlung der Erwachsenenskoliose erschöpfend darzulegen. Schwere oder mittelschwere Formen mit starker Progredienz müssen operiert werden. Was die Orthesenbehandlung betrifft, lehne ich Rumpfgipse ab, vor allem jenseits des 40. Lebensjahres. Sie beschleunigen den Verfall des Knochengewebes (frühzeitige Osteoporose, Änderung im Bereich des Knochenstoffwechsels). Demgegenüber kann eine leichte Orthese aus Kunststoffmaterialien vom Typ Chedde oder Boston dem Patienten bei gewissen Aktivitäten helfen. Die Orthese kann Tag und Nacht getragen werden; im Laufe des Tages kann sie einige Stunden lang ausgezogen werden. Danach wird sie dann intermittierend getragen. Ergebnisse einer solchen Orthesenbehandlung sollten jedoch noch näher untersucht werden.

Zusammenfassung

Erwachsene Skoliosenpatienten geben sich vornehmlich wegen bestehender Schmerzbeschwerden in ärztliche Behandlung. Sie leiden weiterhin an Problemen des Verdauungstraktes, an Größen- und Gewichtsverlust, an respiratorischen Einschränkungen, an kardialen Problemen wie auch an neurologischen Problemen. Die krankengymnastische Behandlung solcher Skoliosepatienten mit einem Cobb-Winkel zwischen 25° und 80° setzt einen krankengymnastischen Befund voraus mit der Erfassung statischer und funktioneller Probleme.

Als therapeutische Maßnahme verwenden wir die Massage, das Haltungstraining wie auch aktive Elongationstechniken gefolgt von der Entwicklung der propriozeptiven koordinativen Fähigkeiten des Patienten wie auch der Beseitigung muskulärer Dysbalancen. Progrediente Fälle müssen einer Orthesenversorgung oder Operation zugeführt werden.

Literatur

Dalloz C (1963) Aspects médicaux de la scoliose essentielle structurale chez l'enfant. Lyon medical 95: 79-83

Duriez J (1967) Evolution de la scoliose idiopathique chez l'adulte. Acta Orthop Belgica 33: 547-550

Stagnara P (1975) Scoliose majeure de l'adulte. Revue Chirurgie Orthopédique 61: 101-122

Truchi P (1988) Tonification asymétrique de la scoliose de l' adolescent. Vortrag auf der 16. Jahrestagung der G.E.K.T.S. am 21. und 22.10.1988 in Hyères.

Die Erwachsenenskoliose – Verlauf und Behandlung

J. Caton

Lange Zeit etwas stiefmütterlich behandelt, ist die Erwachsenenskoliose zu einem Spezialgebiet im Spezialgebiet geworden. Das haben wir vor allem den Arbeiten von Ponsetti (1968) über den Verlauf der Erwachsenenskoliose nach der Knochenreife und den Arbeiten von Stagnara (1985) zu verdanken, welcher in couragierter Weise die chirurgische Behandlung solcher Patienten weiterentwickelt hat. Was die Erwachsenenskoliose betrifft, haben wir viele Jahre an gewisse Dogmen und Mythen geglaubt, z.B. daran, daß eine Skoliose sich im Erwachsenenalter nicht mehr weiterentwickelt oder daß eine Lumbalskoliose inoperabel ist. Dadurch, daß man nicht verstand, diese Skoliosen zu operieren, oder es nicht wagte, war eine Vielzahl der erwachsenen Skoliosepatienten der Krümmungsprogredienz ausgeliefert.

Spontanverlauf von Skoliosen im Erwachsenenalter

Der Spontanverlauf der Skoliose ist ein wesentliches Element und der Schlüssel zu allen therapeutischen Entscheidungen, nicht nur beim Erwachsenen, sondern auch beim Kind und Jugendlichen. Es war Duriez, der 1967 als erster unser Augenmerk darauf gerichtet hat, daß eine Skoliose im Erwachsenenalter progredient sein kann, was auch 1969 von Collis

u. Ponsetti bestätigt worden ist. Die durchschnittliche Krümmungsprogredienz ist tatsächlich sehr unterschiedlich, je nach Alter und Zustand der initialen Krümmungen. Einige Autoren fanden heraus, daß thorakale Erwachsenenskoliosen die geringste Progredienz aufwiesen, auch wenn sich ein sehr hoher initialer Ausgangswinkel fand. Bei den Lumbalskoliosen zeigte sich die stärkste Progredienz, auch wenn manchmal nur sehr geringe Krümmungswinkel zu verzeichnen waren. Wie später noch ausgeführt wird, ist also ein geringer lumbaler Krümmungswinkel am Ende des Wachstumsalters niemals der Garant für eine definitive anguläre Stabilität.

Andererseits gibt es im Erwachsenenalter auch Neuentwicklungen von Skoliosen, welche ebenfalls progredient verlaufen können. Es handelt sich um Skoliosen bei pathologisch veränderten Bandscheiben, gekennzeichnet durch Arthrose, Osteochondrose, Osteoporose, oder auch bei anderen weniger asymmetrische Läsionen, wie z.B. auch nur bei der Chondrokalzinose der Bandscheibe. Diese Befunde werden durch epidemiologische Studien bekräftigt. Wenn die Skoliose wirklich je nach Studie, Region und Land 1-10% der Bevölkerung betreffen kann, so liegt doch die Häufigkeit der skoliotischen Krümmungen beim Kind und Jugendlichen, die eine Orthesenversorgung oder eine chirurgische Behandlung benötigen bei 2 - 5%. Die Notwendigkeit einer solchen Behandlung im Erwachsenenalter ergibt sich nach Davis bei bis zu 6% der Patienten jenseits des 60. Lebensjahres. 3 neuere epidemiologische Studien (Guillaumat et al. 1981)

Nach einem Vortrag auf der 16. Jahrestagung der G.E.K.T.S. am 21. und 22.10.1988 in Hyères.

haben gezeigt, daß in Höhe des lumbalen Wirbelsäulenabschnittes, wenn man von einem unteren Winkelgrenzwert von 10° ausgeht, mit einer Erwachsenenskoliose bei 7-12% der Patienten gerechnet werden muß in einem Kollektiv mit einem Durchschnittsalter über 65 Jahren.

Wir begrenzen uns jetzt zur Vereinfachung auf die Untersuchung des Verlaufes thorakaler oder lumbaler Skoliosen im Erwachsenenalter, ein klassisches Schema, auf das man sich fast immer beziehen kann.

Thorakale Skoliosen

Es ist wichtig, zwischen größeren und kleineren thorakalen Krümmungen zu unterscheiden. Tatsächlich kann eine Krümmung von mehr als 100° die vitale Prognose des Patienten trüben. Die größeren erwachsenen Thorakalskoliosen sind häufig aus frühen infantilen oder juvenilen Formen entstanden. Es scheint, daß sich jenseits von 90° ein Teufelskreis in Bewegung setzt, der eine Progredienz begünstigt. Wie Nachemson (1968) gezeigt hat, bergen diese Skoliosen vitale Risiken in sich; die durchschnittliche Sterberate einer solchen Bevölkerung liegt 3mal höher als die der Allgemeinbevölkerung. Das ist auf die Änderung der kardiorespiratorischen Funktionen zurückzuführen. Neben diesen funktionellen Änderungen sind solche Krümmungen darüber hinaus für die bedeutende Größenabnahme (durchschnittlich 20 cm), die Rückenschmerzen oder gar für eine medulläre Kompression (unter 5%) verantwortlich. Es ist offensichtlich, daß ein frühes Aufspüren und eine früh einsetzende Behandlung den größten Teil solcher historischer Skoliosen verschwinden lassen wird. Bezüglich des Spontanverlaufes von thorakalen Skoliosen mit einem Krümmungswinkel unter 90° können wir auf eine wichtige Arbeit von Weinstein et al. (1981) verweisen, welche 194 nichtbehandelte Skoliosepatienten verfolgt. Diese Skoliosen wurden zwischen 1932 und 1948 an der Universität von Iowa entdeckt und durchschnittlich 40 Jahre später nachuntersucht. Die Autoren dieser Studie weisen darauf hin, daß die Skoliosen zwischen 50° und 80° die größte Progredienzneigung aufweisen und daß bei Krümmungen unter 80° die idiopathische Skoliose eine eigenständige Entwicklung nimmt. Eine erhöhte Sterblichkeit fanden die Autoren in ihrem Kollektiv nicht.

Die kosmetischen Veränderungen, die eine Skoliose mit sich bringt, werden von den erwachsenen Skoliosepatienten schlecht verkraftet, was auch zu psychischen Problemen führen kann.

Kreuzschmerzen, welche beim erwachsenen Skoliosepatienten nur wenig häufiger als bei der Allgemeinbevölkerung anzutreffen sind, nehmen nicht automatisch mit dem Krümmungsgrad zu und gehen auch nicht mit dem Auftreten einer Arthrose konform.

Aus dieser Studie leitet sich das Bestreben ab, für Patienten mit thorakaler Skoliose bei Wachstumsabschluß eine Grenze bei 30° zu ziehen. Unterhalb 30° fand sich eine nur sehr geringe Progredienz. Die Autoren betonen jedoch nachdrücklich die besondere Schwere von thorakolumbalen und lumbalen Skoliosen, die sich im Erwachsenenalter wirklich von einem Grenzwert von etwa 30° entwickelt haben.

Lumbale Skoliosen

Durch die Tendenz zur Kyphosierung, durch Veränderungen im Bereich der Wirbelrotation und durch die Krümmungszunahme verursachen solche Krümmungen im Erwachsenenalter häufig auftretende und starke Beschwerden durch Schmerzen sowie eine Zusammensinterung des Rumpfes. Dennoch scheinen solche Erwachsenenskoliosen nicht die Lebenszeit, die Heiratschancen oder die Anzahl von Schwangerschaften zu beeinflussen.

Aus quantitativer Sicht ist es nicht möglich, genau zu bestimmen, ob das Auftreten von Beschwerden durch Schmerzen bei Skoliosepatienten häufiger ist als in der Allgemeinbevölkerung. In qualitativer Hinsicht verhält es sich jedoch ganz anders. Schmerzphänomene scheinen bei gleicher Häufigkeit sehr viel intensiver als in der Allgemeinbevölkerung zu sein (7,5% nach Kostuik 1981).

1986 haben Chopin u. Vrsalovic auf dem GES-Meeting deutlich zum Ausdruck gebracht, daß im Alter von weniger als 40 Jahren sich nur Krümmungen über 40° entwickeln. Eine Untersuchung, welche wir mit Michel durchgeführt haben, zeigt, daß 18 Jahre nach Korsettabschulung sich orthetisch behandelte Lumbalskoliosen mit einem Ausgangswinkel von weniger als 40° nach Cobb nur um 3,2° weiterentwickelten. Dieses Patientenkollektiv war ebenfalls jünger als 40 Jahre.

3 von 4 dieser Patienten hatten einen normalen Beruf, fast die Hälfte der Patienten war verheiratet und mehr als die Hälfte der Patienten übte einen Sport aus, meistens einen Freizeitsport. Demgegenüber ist - unabhängig vom Ausgangswinkel - eine Krümmungszunahme von mehr als 1,5° pro Jahr nach dem 40. Lebensjahr möglich. Es handelt sich hierbei v. a. um sekundäre Verschlechterungen mit arthrotischen Läsionen, vorwiegend degenerativer oder diskogener Natur, welche v.a. zu Dislokationen und Synostosen führt.

Behandlung

Die therapeutischen Maßnahmen zur Behandlung der Erwachsenenskoliose unterscheiden sich nicht von denen, die vor Wachstumsabschluß verwendet werden; lediglich die Indikationen ändern sich. Nichtsdestotrotz sollte man sich darüber klar sein, daß die Behandlung immer sehr schwierig ist und individuell angepaßt werden muß. Es gibt also keine universellen Behandlungsrichtlinien, sondern die Behandlung hängt von der individuellen Situationsanalyse des einzelnen Patienten ab.

Therapeutische Mittel

Die Krankengymnastik versucht, schmerzlindernd, kurativ und präventiv einzuwirken. Dies versucht sie durch Haltungsverbesserungen in Beruf und Freizeit des Patienten zu erreichen.
Gipsformen und Korsetts vermindern die Krümmungen und stützen den Rumpf ab. Eine solche Korsettbehandlung wirkt schmerzlindernd und ist einem Zusammensinken des Rumpfes entgegengerichtet. Eine solche Orthesenbehandlung sollte jedoch relativ kurz erfolgen, weil die erreichte Krümmungsreduktion ohnehin nur vorübergehend gehalten werden kann und es sich häufig als schwierig erweist, den Patienten von seiner Orthese zu entwöhnen. Es gibt keine von vornherein feststehende Therapie; eine einfache Stützbandage kann manchmal ausreichend sein, um die vertebragenen Schmerzbeschwerden bei einer starken Lumbalskoliose zu lindern. Die Orthesenversorgung kann auch präoperativ helfen, die Krümmungen zu reduzieren, und über die Aufrichtbarkeit der Krümmung Informationen liefern, die für die chirurgische Indikation von Bedeutung sind.

Chirurgische Behandlung

60 Lebensjahre scheinen für eine operative Versorgung ein günstiges Grenzalter zu sein, gewisse Patienten sind jedoch bis zum 70. Lebensjahr operativ versorgt worden. Diese operativen Behandlungen reduzieren und fixieren die Krümmungen durch metallische Implantate. Die Indikation zur Operation muß korrekt gestellt werden; genaustens sollten respiratorische Einschränkungen solcher Patienten beachtet werden.

Es gibt Spondylodesen über den dorsalen Zugang (Harrington, Armstrong, Luque, Dove, Cotrel-Dubousset), eine Spondylodese vom vorderen Zugang aus (Dwyer oder die VDS nach Zielke; eine Aufrichtung durch vordere Verplattung wird selten durchgeführt) oder die Kombination beider Operationsformen. Tatsächlich hat jedes dieser operativen Verfahren seine Vor- und Nachteile, welche sorgfältig abgewogen werden müssen. Darüber hinaus muß man sich immer vor Augen halten, daß beim Erwachsenen mehrere chirurgische Sitzungen nötig sein können (primäres Release und sekundäre Instrumentation). Alle Kombinationen sind möglich und hängen meist von der Osteophytenbildung oder Osteoporose ab.

Indikationen

Beachtet werden müssen respiratorische Störungen bei v.a. großen thorakalen Skoliosen, Schmerz, der nach Möglichkeit kausal behandelt werden soll und daher weitere Zusatzuntersuchungen notwendig machen kann, oder vertebragene Dislokationen, welche in den Funktionsaufnahmen zu erkennen sind.

Zuletzt seien kosmetische Probleme genannt, die häufig nach einer operativen Behandlung weiterbestehen, und neurologische Probleme, welche jedoch höchst selten sind. Letztlich kann auch eine vorhergehende Behandlung die aktuelle chirurgische Therapie erschweren, z. B. wenn zuvor eingebrachte Implantate entfernt werden müssen. Man sollte sich immer darüber im klaren sein, daß das Ziel der Behandlung nicht allein eine Krümmungsaufrichtung ist, sondern auch die Wiederherstellung physiologischer Gegebenheiten, wie der Lendenlordose. Sowohl in der Frontal- wie auch in der Sagittalebene soll die Wirbelsäule wieder lotrecht ausgerichtet sein; eine Derotation führt zur Vermeidung des Drehgleitens und gleichzeitig zu einer Schmerzreduktion beim Patienten. Die Komplikationen solcher schwieriger Eingriffe können zahlreich sein, und man muß maßvoll sein bei der Beurteilung des Endresultates. Vor allem, wenn es um Schmerzpatienten geht, muß die Behandlung so effektiv wie möglich sein. Das bestärkt uns in dem Gedanken, es nicht zuzulassen, daß eine infantile oder Adoleszentenskoliose sich weiterentwickeln kann. Die Behandlung der Erwachsenenskoliose darf nicht mehr kurativ sein, sie muß wenn möglich präventiv sein.

Zusammenfassung

Die Behandlung der Erwachsenenskoliose soll Schmerzen mildern, die kardiopulmonale Situation des Patienten bessern und einer Krümmungszunahme entgegenwirken. Wie auch beim jugendlichen Skoliosepatienten besteht die Behandlung in erster Linie aus Krankengymnastik, Orthesenbehandlung und Operation. Die thorakalen Erwachsenenskoliosen sind mehr von kardiorespiratorischen Einschränkungen, die lumbalen Skoliosen mehr von Schmerzzuständen betroffen. Lumbale Skoliosen zeigen im Verhältnis zu thorakalen Skoliosen eine deutliche Neigung zur Krümmungszunahme. Die Behandlung soll so früh wie möglich einsetzen und auf diese Weise weniger kurativ als präventiv erfolgen.

Literatur

Berard J, Michel F, Caton J (1983) Orthopaedic treatment of lumbar and dorso-lumbar scoliosis less than 30 degrees by 3 points orthesis. Vortrag auf dem ersten European congress on scoliosis and kyphosis, Dubrovnik, 5-9 October

Caton J, Michel CR, Romana CL et al.(1983) Essai d' evaluation des facteurs pronostiques des scolioses de moins de 30 degrés. Monographie du GES, Bruxelles, p 88-90

Caton J, Lalain JJ, Michel CR (1984) Evolution à long terme des scolioses doubles majeures opérées par Harrington avec montage court. Devenir de la courbure lombaire sous-jacente avec un recul moyen de 13 ans. Monographie du GES, Paris, p 335-340

Caton J (1986) Evolution a long terme et complications des scolioses lombaires idiopathiques de l' enfance ou de l' adolescence, traitées orthopédiquement. A propos de deux series avec un recul respectif de 10 a 20 ans. Monographie du GES, Monastir, p 51-58

Caton J (1986) Evolution des techniques chirurgicales dans le traitement des scolioses lombaires idiopathiques. Table ronde sur les scolioses lombaires sous la direction de J Du Peloux et JC Reignier. Monographie du GES, Monastir, p 120-121

Caton J, Michel CR, Jouvinroux P et al. (1986) Long term results of orthopaedic treatment of lumbar and dorso-lumbar scoliosis by 3 valves-orthosis. 15 years experience. Vortrag auf dem 1st congress of the European Spinal Deformities Society, Rome 16-19 April.

Caton J (1986) Le traitement orthopédique des scolioses par les orthéses rachidiennes à 3 et 4 valves. In Michel CR et Dubousset J : La scoliose idiopathique. Cahier d' enseignement de la SOFCOT. Expansion Scientifique Française, p 53-59

Caton J, Michel CR, Piquet A et al.(1987) Le traitement orthopédique des scolioses lombaires et thoracolombaires par l' orthese rachidienne à 3 valves (une expérience de 17 ans et de plus de 800 orthèses). Rev Chir Orthop suppl II 73:138-142

Caton J, Michel CR, Jouvinroux P et Ducongé P (1987) Le traitement orthopédique des scolioses lombaires et thoracolombaires par l'orthèse à 3 valves. GEKTS Tagung Nimegue, im Mai, Monographie du GEKTS, p 68-74

Caton, J Michel CR Fiquet A et al. (1987) The long term treatment of lumbar and thoracolumbar scoliosis with a three part spinal support. Experience over 17 years and more than 800 orthosis. Orthopaedic transactions, 11: 136

Caton J, Py G, Cartier E et al.(1987) Complications de la chirurgie des cyphoscolioses. Monographie du GES, Limoges, p 81-86

Caton J, Michel CR (1990) Evolution à l'âge adulte des scolioses lombaires idiopathiques de l'enfant et de l'adolescent, traitées orthopédiquement. In: Biot B et Simon L. Collection de pathologie locomotrice 19, Masson, p 38-46

Chopin T, Mohon J (1981) Aspect evolutif des scolioses a l'age adulte. Rev Chir Orthop 67:6-11

Collis DK, Ponsetti IV (1969) Long-term follow-up of patients with idiopathic scoliosis not treated surgically. J Bone Joint Surg 51A:425-445

Duriez J (1967) Evolution de la scoliose idiopathique chez l'adulte. Acta Orthop Belg 33:547-550

Guillaumat M, Biot B, Chopin D et al. (1981) Les scolioses dites idiopathiques de l'adulte. Rev Chir Orthop 67:1-4

Kostuik JP, Bentiviglio J (1981) The incidence of low back pain in adult scoliosis. Spine 6:268-273

Lalain JJ (1983) Résultats à long terme de l'opération de HARRINGTON. A propos d'une série de 288 scolioses operees depuis plus de 10 ans. Dissertation, Lyon

Michel CR, Caton J, Allegre G et al.(1983) Place de l'orthèse rachidienne à 4 valves dans le traitement orthopédique des scolioses. A propos de plus de 700 cas et de plus de 10 ans d'experience. Rev Chir Orthop suppl II 69: 135-140

Michel CR, Lalain JJ, Caton J et al. (1985) Evolution à long terme de la courbure lombaire après instrumentation de HARRINGTON pour scoliose thoracique ou double majeure idiopathique. Rev Chir Orthop, 71: 187-193

Michel CR, Caton J, Michel F (1987) Devenir à long terme des scolioses idiopathiques ayant subi un traitement orthopédique lyonnais. Rev Chir Orthop suppl II, 73: 134-137

Nachemson A (1968) A long-term follow-up study of nontreated scoliosis.Acta Orthop Scand 39:446

Nivet P (1987) Resultats éloignés du traitement orthopedique des scolioses lombaires et thoracolombaires par l'orthèse 3 valves. Une expérience de 15 ans.Dissertation, Lyon

Ponsetti IV (1968) The pathogenesis of adult scoliosis. In: Zorab PA (Hrsgb.): Proceedings of Second Symposium on Scoliosis Causation. Edinburgh, E&S Livingstone

Stagnara P (1985) Les deformations du rachis. Masson, Paris.

Weinstein SL, Zavala DC, Ponsetti IV (1981) Idiopathic scoliosis-long term follow up and prognosis in untreated patients. J Bone Joint Surg 63A:702-711

Atemschulung beim erwachsenen Skoliosepatienten

B. Geyer

Die Bedeutung des Atemproblems bei der Skoliose

Die Ateminsuffizienz beim Skoliosepatienten geht von der Verformung des Brustkorbes aus. Dies führt zu einer veränderten Atemmechanik. Daraus können paradoxe Atembewegungen resultieren. Die Abnahme der Vitalkapazität als Ausdruck des restriktiven Syndroms entwickelt sich oft gleichzeitig mit der Veränderung der Atemmechanik als direkte Folge der morphologischen und dynamischen Veränderungen. Eine alveoläre Hypoventilation kann die Folge dieser Veränderungen sein.

Bergofsky et al. haben 1959 die natürliche Entwicklung der Ateminsuffizienz beim Skoliosepatienten beschrieben. Durch die Thoraxveränderungen kommt es nach Bergofsky zu einer vermehrten Atemarbeit, welche eine alveoläre Hypoventilation und in deren Folge eine Hypoxie und später eine Hyperkapnie bedingen kann. Andererseits ist die Ausdehnung der Lungen eingeschränkt. Man findet eine verminderte Blutdurchströmung des Lungenkreislaufs und in schwereren Fällen eine pulmonale Hypertension mit der Gefahr des Rechtsherzversagens.

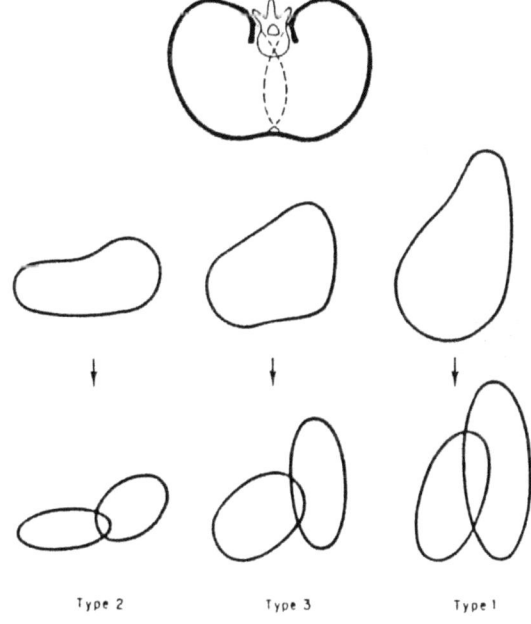

Abb. 1. Schematische Darstellung der drei Thoraxtypen bei Skoliose

Die Thoraxtypen

Mit Hilfe der Cyrtometrie, die wir routinemäßig in unserer Klinik durchführen, haben sich verschiedene Thoraxtypen herauskristallisiert. Diese können wir in 3 Hauptgruppen unterteilen:

Nach einem Vortrag auf der 16. Jahrestagung der G.E.K.T.S. am 21. und 22.10.1988 in Hyères.

1) Anteroposteriorer Typ (Typ I):
Hier findet sich die Wirbelsäule hyperrotiert und kyphosiert. Es kommt zur Ausbildung eines Gibbus. Die Wirbelkörper treten z. T. in Kontakt mit der Thoraxwand, und die Rippen sind hinter den Wirbel zurückgeneigt. Der konvexe Thorax zieht die Wirbelsäule nach dorsal, während die konkave Thoraxhälfte die Wirbelsäule nach hinten stößt (Abb. 1. u. 2).

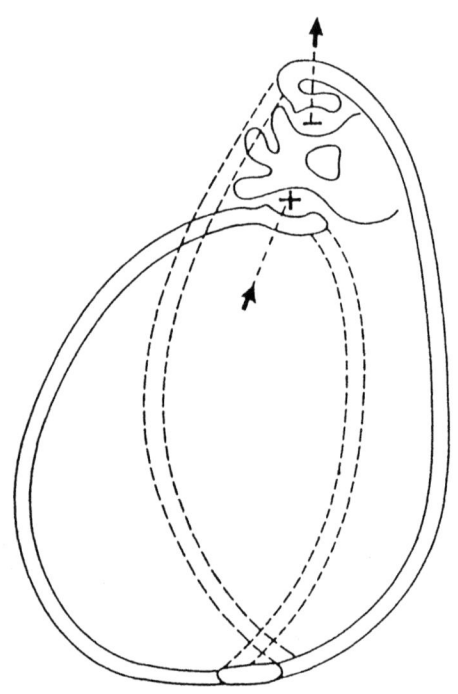

Abb. 2. Schematische Darstellung des Thorax anterior-posterior

2) Transversaler Typ (Typ II):
Die physiologische dorsale Kyphose verschwindet auf Kosten eines Flachrückens. Der Wirbel ist leicht rotiert mit einer Translation zur Seite und nach vorn. Der anteroposteriore Durchmesser des Thorax ist reduziert, die Vitalkapazität erfährt eine deutliche Verminderung. In diesem Falle wirkt sich das Stoß-Zug-Phänomen des Thorax nach innen aus (Abb. 3).

3) Intermediärer Typ (Typ III):
Dieser Typ liegt zwischen den beiden Extremen des anterioposterioren und des transversalen Typs (Abb. 1).

Wenn wir eine Beziehung der Einschränkung der Vitalkapazität zum Krümmungswinkel nach Cobb herstellen, so zeigt sich bei Skoliosepatienten mit transversalem Thorax bei gleichem Krümmungswinkel eine deutlich geringere Vitalkapazität als beim anteroposterioren Thoraxtyp.

Vorgehensweise bei der Atemschulung

Die Atemschulung hat folgende Ziele:
- Vergrößerung der Atemvolumina,
- Korrektur paradoxer Atembewegungen,
- Wiederholungen der Atemübungen zur Veränderung des Atemstereotyps.

Dies insgesamt versetzt uns in die Lage, die Atemarbeit zu verringern, die Blutgaswerte zu verbessern und die vermehrte Arbeit des rechten Herzens zu vermeiden, dadurch daß der Hochdruck in der Lungenarterie gesenkt wird.

Maßnahmen der Atemschulung

Voraussetzung ist eine eingehende Voruntersuchung. Wir führen eine klinische Untersuchung mit der Cyrtometrie und der Untersuchung der Thoraxbewegungen durch. Des weiteren kann das Röntgenbild näheren Aufschluß über die Thoraxveränderungen geben. Die Atemvolumina, v. a. die Vitalkapazität, die Blutgaswerte und die EKG-Messungen runden die diagnostischen Bemühungen ab. Diese diagnostische Palette sollte häufig wiederholt werden, insbesondere die Untersuchung der Vitalkapazität und der Blutgaswerte.

Therapeutische Maßnahmen

1) Massage: Hierdurch soll es zu einer Entspannung der dorsalen Hautschichten kommen, wobei v. a. das Rippental behandelt werden soll.

2) *Entspannende Mobilisation des Schulter-Nacken-Bereiches:* Sie sollte sich unbedingt an die Massage anschließen.
3) *Arbeit mit dem Bird:* Dies kann eine kostbare Hilfe bedeuten; es werden auf diese Weise fast alle Lungenareale ventiliert, natürlich ohne wirklich die Vitalkapazität zu steigern.
4) *Entwicklung der propriozeptiven Fähigkeiten:* Die korrigierte Atembewegung soll bewußt gemacht werden als Voraussetzung für den Erfolg der Reedukation wie auch für die dauerhafte Aufrechterhaltung des Resultates.
5) *Training der Atemmuskulatur:* Zum einen dynamisch und isometrisch (am Ende der Bewegung) gegen Widerstände. Ziel ist es, die inspiratorische und exspiratorische Kapazität (jeweils am Ende des Weges) zu vergrößern und zu kräftigen.
6) *Ausgangsstellungen im Raum:* Verschiedene Ausgangsstellungen und Bewegungen im Raum werden gewählt, um die sensomotorischen Fähigkeiten zu entwickeln und um die Bewegungen des Brustkorbes in die Bewegungen des gesamten Achsenorganes einzugliedern. Als Ausgangsstellungen bieten sich die Rückenlage, die Bauchlage (beim transversalen Thorax zu vermeiden), der Sitz, der Stand und der Gang an. Bei den sitzenden und stehenden Ausgangsstellungen werden die lokalisierten Atembewegungen begleitet von nach ventral und nach dorsal projizierten Bewegungen des Rumpfes in der Diagonalen. Die Vorneigung wird mit der Exspiration, die Rückneigung hierbei mit der Inspiration verbunden. Stehend kommen Flexions-Extensions-Bewegungen der Knie hinzu. Beim transversalen Thorax wird die Quantität und Intensität der Inspiration erhöht, beim anteroposterioren Typ eher die Exspiration geschult.
7) *Therapeutische Möglichkeiten in bezug zum Grad der Ateminsuffizienz:* In diesem Fall ist die präventive Therapie am besten. Sie muß also einsetzen, bevor die Blutgaswerte sich verändern.

Wir unterscheiden grob 4 Grade:
1. Grad: Vitalkapazität geringer als 2000 ml, keine Änderung der Blutgaswerte,
2. Grad: Isolierte Hypoxie,
3. Grad: Hypoxie und Hyperkapnie weniger als 50 mm Hg und
4. Grad: Hyperkapnie mehr als 50 mm Hg.

Bei den ersten beiden Graden kann der Zustand des Patienten deutlich durch die Atemschulung verbessert werden. Wenn beim 3. Grad die Hyperkapnie erst in jüngster Zeit aufgetreten ist, kann sie wirkungsvoll behandelt werden. Hyperkapnien älteren Ursprunges kann man durch eine regelmäßige Schulung in mehreren wöchentlichen Sitzungen stabilisieren.

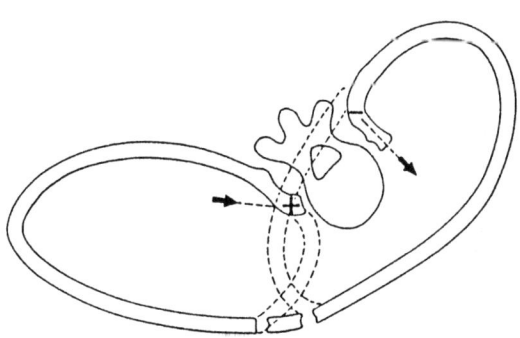

Abb. 3. Transversaler Thorax

Der operierte erwachsene Skoliotiker

Die Atemschulung sollte fortgesetzt werden, um die verbliebene Einschränkung weiterhin positiv beeinflussen zu können. Das ist nicht besonders problematisch, wenn einmal die Konsolidierung des Operationsergebnisses erreicht ist. Bei instrumentierter Fusion ist man weitestgehend vor Korrekturverlusten geschützt. Wenn die Atemschulung beim Skoliotiker notwendig ist, sollte sie mit sehr viel Überzeugungskraft und Hartnäckigkeit durchgeführt werden, ohne den Patienten zu ängstigen, was sich manchmal als schwierig herausstellt. Der Skoliotiker sucht nicht so schnell einen Arzt auf, zumal er sein rein restriktives Syndrom zunächst nicht bemerkt. Er leidet zunächst nicht unter klinischen Zeichen der restriktiven Funktionsstörung, und wenn einmal eine Dyspnoe eintreten sollte, ruht er sich zunächst so lange aus, wie die Atemnot anhält, um anschließend weiterzuarbeiten.

Nur eine vertiefte Untersuchung wird es ermöglichen, die pathologischen Veränderungen sichtbar zu machen. Die krankengymnastische Behandlung, die zu Beginn subjektive und objektive Verbesserungen erzielen kann, wird den Patienten dann überzeugen und ihn motivieren, die Behandlung weiterhin fortzusetzen, oftmals ein Leben lang.

Zusammenfassung

Beim Skoliosepatienten besteht eine Thoraxverformung, die zu einer Beeinträchtigung der Atemmechanik führt. Es entwickelt sich eine restriktive Lungenfunktionsstörung mit Abnahme der Vitalkapazität als Folge der morphologischen wie auch der funktionellen Veränderungen. Im allgemeinen sind bei Skoliosepatienten 3 verschiedene Thoraxtypen zu erkennen:
- anteroposteriorer Typ (Typ I),
- transversaler Typ (Typ II),
- intermediärer Typ (Typ III).

Es werden die therapeutischen Maßnahmen diskutiert, wobei neben einer zielgerichteten krankengymnastischen Atemschulung Entspannungstechniken, Massagen oder auch andere physikalische therapeutische Maßnahmen zur Anwendung kommen sollen.

Die Ateminsuffizienz entwickelt sich beim Skoliosepatienten zunächst kaum spürbar. Dieses Fehlen von klinischen Zeichen bewegt den Patienten nicht dazu, frühzeitig einen Arzt aufzusuchen, es sei denn, eine Bronchitits bringt eine latente oder fortgeschrittene pulmonale Insuffizienz frühzeitig an den Tag.

Literatur

Bergofsky EH, Turino GM, Fishman AP (1959) Cardiorespiratory failure in Kyphoscoliosis. Baltimore Med. 38: 263-317

Kreuzschmerz und Lumbalskoliose des Erwachsenen

J.P. Caillens, Y. Jarraousse, J. Adrey, X. Goulesque

Der Kreuzschmerz ist ein sehr banales Symptom, und man schätzt, daß 80% der Menschen im Laufe ihres Lebens von Kreuzschmerz betroffen werden. Es bestehen unterschiedliche Einschätzungen bezüglich der Häufigkeit des Kreuzschmerzes bei der Skoliose als dreidimensionale Wirbelsäulenverkrümmung. Einige Autoren schätzen, daß die bei der Skoliose auftretenden Schmerzbeschwerden nicht häufiger sind als in der Allgemeinbevölkerung. Dennoch schwankt der Prozentsatz des Auftretens von Rückenschmerzen bei Skoliosepatienten in Abhängigkeit vom bestehenden Krümmungsmuster. Es scheint, daß die Lumbalskoliosen mehr zu Schmerzen neigen. 70 Patienten mit einer Lumbalskoliose oder einer thorakolumbalen Krümmung und Kreuzschmerzen wurden auf den Charakter des Kreuzschmerzes und mehrere weitere einflußnehmende Faktoren hin untersucht: Ausgangskrümmungswinkel (nach Cobb), Progredienz der Skoliose, Auftreten eines Drehgleitens sowie die Frage, ob Bandscheiben oder Facettengelenke von der Krümmung betroffen sind. Die Behandlung erfolgt im wesentlichen medikamentös, durch aktive Traktion der Wirbelsäule und durch Krankengymnastik, welche bei jedem Schweregrad angezeigt ist. In einigen Fällen wird eine Orthesenbehandlung nach der Lyoner Methode notwendig. Bei dieser Gruppe von Patienten wird im wesentlichen das Korsett vom Typ "Body Jacket" von Wilmington benutzt. Eine Operationsindikation, welche meist wegen chronischem und invalidisierendem Schmerz gestellt wird, sollte genaustens überdacht werden.

Patientengut

9 Männer und 61 Frauen mit Kreuzschmerz und Skoliose sind von 1975 bis 1987 ambulant behandelt worden. Das Durchschnittsalter liegt bei 53 Jahren, schwankend zwischen 20 und 80 Jahren. Guillaumat et al. (1981) haben demgegenüber 220 Patienten untersucht, 55% davon waren Männer. Deren Alter lag im Durchschnitt zwischen 30 und 40 Jahren. Nur 5% waren älter als 60 Jahre.

Übersicht über die Schmerztopographie

Bei 56% der Fälle handelte es sich um lokal begrenzten Kreuzschmerz ohne Ausstrahlung, 1/4 davon zeigt sich im thorakolumbalen Übergangsbereich. 23% der Fälle zeigten eine pseudoradikuläre Ausstrahlung, teilweise nach ventral bei 5% der Fälle, nach dorsal 18%. Eine Wurzelreizung war in 21% der Fälle zu beobachten mit 18% Ischiasbeschwerden und 3% Cruralgien. Wir fanden 4 kostoiliakale Schmerzsyndrome.

Nach einem Vortrag auf der 16. Jahrestagung der G.F.K.T.S. am 21. und 22.10.1988 in Hyères.

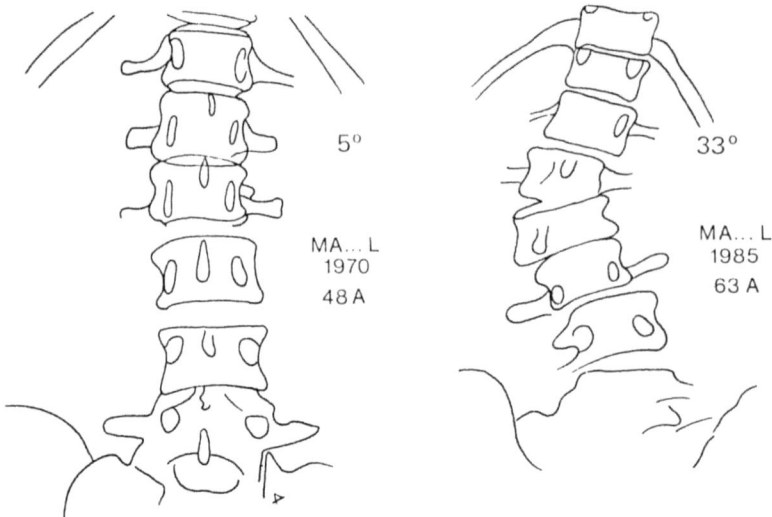

Abb. 1. Neuentstehung einer Skoliose im Erwachsenenalter (de novo)

Intensität des Schmerzes

Folgende Gradeinteilung wurde zur Schmerzmessung vorgenommen:

- 1. Grad: mäßiger Schmerz,
- 2. Grad: störender Schmerz,
- 3. Grad: störender Schmerz mit Aktivitätsminderung,
- 4. Grad: invalidisierender Schmerz.

In dieser Studie zeigte sich eine mittlere Schmerzintensität - bezogen auf das Gesamtkollektiv - von 2,5. Der Schmerz nimmt kontinuierlich vom 30. bis zum 65. Lebensjahr zu, um danach abzunehmen. Kostuik (1981) hat bei der Erwachsenenskoliose ebenfalls einen Intensitätsgipfel zwischen dem 40. und 60. Lebensjahr beschrieben. Auch hier nahmen die Schmerzen jenseits dieser Altersgrenze wiederum ab. Caton (1986), der im Erwachsenenalter Patienten untersucht hatte, die als Kinder mit Korsetten versorgt worden waren, konnte ebenfalls zeigen, daß der Kreuzschmerz sich mit der Zeit verschlimmerte. 10 Jahre nach den ersten Untersuchungen zeigten sich Kreuzschmerzen bei 56%, nach 20 Jahren waren es schon 83%.

Lumbalskoliose

Die Häufigkeit von Skoliosen im Erwachsenenalter wird unterschiedlich eingeschätzt. Nach den Arbeiten von Robin (berichtet von Guillaumat et al. 1981) nehmen sie nach dem 50. Lebensjahr deutlich zu. Nach dem 75. Lebensjahr sind die Lumbalskoliosen häufiger als die thorakalen. Du Peloux (1986) und andere haben die Häufigkeit der Lumbalskoliose in der Durchschnittsbevölkerung untersucht und dabei einen Wert von 8,6% ermittelt bei einem Krümmungsausmaß von mehr als 10°. Demgegenüber berichtet Kostuik (1981) nur von 3,9%. Die zunehmende Häufigkeit der Lumbalskoliose im Erwachsenenalter ist einerseits auf die Dekompensation von kleinen strukturellen Krümmungen (geringer als 10°) und andererseits auf das Auftreten von degenerativen Skoliosen (de novo, Abb. 1) zurückzuführen. Diese entwickeln sich aus einem ursprünglich radiologisch unauffälligen Lendenwirbelsäulenabschnitt.

Unsere Beobachtungen

Die radiologische Verlaufskontrolle reicht bis zu 13 Jahren zurück. Daher läßt sich aus diesen Untersuchungen eine Aussage über den Verlauf der Skoliosen treffen. In unserem Kollektiv waren 56% der Skoliosen linkskonvex. Bei 18% der Fälle schließt die Krümmung 6 Wirbelkörper ein, bei 27% der Fälle 4 Wirbelkörper. Der durchschnittliche Krümmungswinkel zu Studienbeginn betrug 31° nach Cobb, die Extremwerte liegen zwischen 10 und 85°. Bei 40 Patienten konnten wir über einen längeren Zeitraum die Entwicklung des Krümmungswinkels verfolgen. Wir fanden eine durchschnittliche Progredienz von 2,46° pro Jahr. Die durchschnittliche Progredienz, bezogen auf die einzelnen Altersklassen, wird in Abb. 2 dargestellt.

Abb. 3 zeigt die Krümmungsverläufe von 40 Patienten. Wir haben bezüglich der Krümmungsprogredienz eine Gruppeneinteilung getroffen mit einer Progredienz von weniger als 2° pro Jahr und einer Progredienz von mehr als 2° pro Jahr. Bei den Patienten mit einer Krümmungszunahme von weniger als 2° pro Jahr zeigt sich ein Durchschnittsalter von 41 Jahren und ein Krümmungswinkel von 18°.

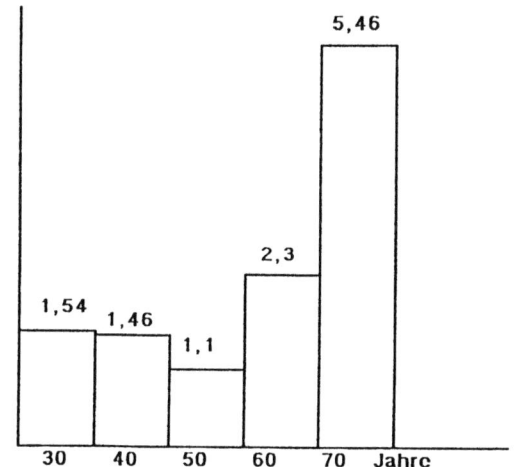

Abb. 2. Krümmungsverstärkung der Lumbalskoliose als Funktion des Patientenalters

Bei einer Krümmungszunahme von mehr als 2° pro Jahr zeigt sich ein Durchschnittsalter von 59 Jahren (Abb. 4) und ein Krümmungswinkel von 33°. Diese Unterschiede sind statistisch signifikant.

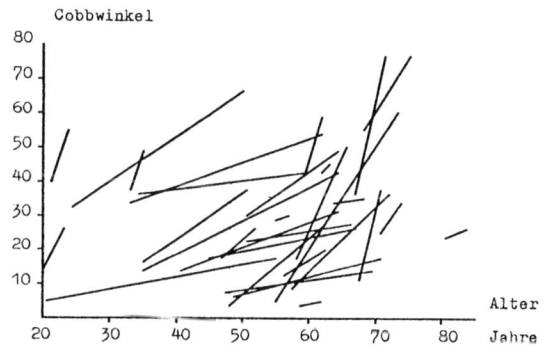

Abb. 3. Entwicklung des Krümmungswinkels im beschriebenen Kollektiv

Kreuzschmerz und Lumbalskoliosen

Vorab ist zu bemerken, daß wir das Alter der Patienten nicht mit der Schmerzintensität in Beziehung gebracht haben. Wir haben Eigenart und Topographie des Kreuzschmerzes untersucht und dann eine vergleichende Studie mit den vorgefundenen verschiedenen radiologischen Zeichen durchgeführt. Krümmungswinkel nach Cobb: Insgesamt stimmen unsere Ergebnisse mit denen von Kostuik (1981) überein. Kostuik findet jedoch eine verstärkte Häufung (50%) von invalidisierenden Schmerzen bei Krümmungen von mehr als 45°.

Der einfache Kreuzschmerz ohne Ausstrahlung, ebenso der Kreuzschmerz mit pseudoradikulärer Ausstrahlung ist bei jedem Krümmungswinkel in gleicher Weise vertreten. Demgegenüber sind die Wurzelreizsyndrome zahlreicher bei Skoliosepatienten anzutreffen, deren Winkel kleiner als 30° ist. Der initiale Krümmungswinkel hat keinen Einfluß auf die Schmerzintensität. Er liegt bei etwa 30°. Es scheint jedoch, daß die Krümmungszunahme für die Schmerzsymptomatik mit Intensitätswerten von mehr als 2 eine Bedeutung hat. Wenn man die Gruppe der progredienten Skoliosen mit der Gruppe der Nichtprogredienten vergleicht, so zeigt sich eine deutlich erhöhte Schmerzintensität in der Gruppe der progredienten Skoliosen.

Das Drehgleiten

23 Patienten zeigen ein Drehgleiten. Dieses geht bei 41% der Patienten mit stark progredienten Skoliosen (mehr als 2° pro Jahr) und nur bei 27% mit weniger progredienten Skoliosen (weniger als 2° pro Jahr) einher. Das Durchschnittsalter dieser Patienten ist 61 Jahre, es handelt sich also um ein älteres Kollektiv. Guillaumat et al. (1981) haben gezeigt, daß das Drehgleiten auch beim jungen Patienten auftreten kann. Dann handelt es sich um Skoliosen mit mehr als 50°. Darüber hinaus kann es in jedem Alter auftreten, unabhängig vom Ausmaß des Krümmungswinkels. Dieses Drehgleiten kommt bevorzugt bei progredienten Krümmungen nach dem 60. Lebensjahr vor. Bei unseren Patienten mit Drehgleiten ist der Durchschnittswinkel deutlich höher als bei den Patienten ohne Drehgleiten. Bei weniger stark progredienten Skoliosen (weniger als 2° pro Jahr) zeigte sich ein durchschnittlicher Krümmungswinkel beim Patienten ohne Drehgleiten von 18 und von 35° für die Patienten mit Drehgleiten. Bei den stark progredienten Skoliosen (über 2° pro Jahr) fand sich ein durchschnittlicher Krümmungswinkel von 33° bei Patienten ohne Drehgleiten und von 45° für die Patienten mit Drehgleiten.

Beim Vergleich der Gruppe mit Drehgleiten und der Gruppe ohne Drehgleiten haben wir keinen Unterschied gefunden bezüglich der Schmerzintensität, der Schmerztopographie oder der Dauer des Bestehens des Symptoms. Auf diese Zusammenhänge haben auch Guillaumat et al. (1981) hingewiesen.

Seitliche Abweichung des Kopflotes

Wenn die seitliche Dekompensation der Wirbelsäule deutlich ist, wird oft ein Arzt aufgesucht, weil die Patienten dadurch häufig funktionelle Einschränkungen erfahren. Bei einer Seitabweichung von mehr als 40 mm weist unser Krankengut ein Durchschnittsalter von 67 Jahren auf. Der Krümmungswinkel scheint keinen Einfluß auf die seitlichen Abweichungen zu haben. Demgegenüber scheint die Krümmungsprogredienz ein beeinflussender Faktor zu sein. Ist die seitliche Dekompensation größer als 40 mm, findet sich eine durchschnittliche Krümmungszunahme von 5,8° nach Cobb, unter 40 mm lediglich eine Krümmungszunahme von 1,3°.

Die statische Dekompensation zeigt 2 Formen. Wir sprechen von einer regelmäßigen Dekompensation, wenn sich der Stamm zu der Seite neigt, die der Konvexität der Krümmung entgegengesetzt ist. Eine unregelmäßige Dekompensation bedeutet eine Rumpfneigung zur Seite der lumbalen Konvexität. Bei der re-

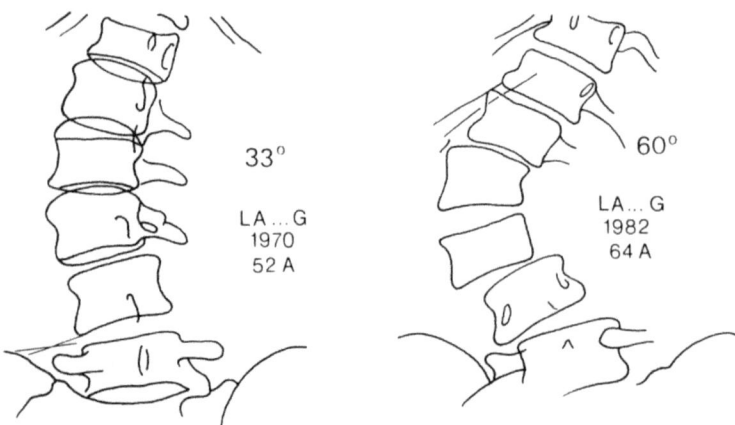

Abb. 4. Beispiel einer Krümmungszunahme vom 52. bis zum 64. Lebensjahr von 33° auf 60°

gelmäßigen Dekompensation zeigt sich bei 50% der Skoliosen eine Seitabweichung von mindestens 40 mm, bei der unregelmäßigen Dekompensation in 90% der Fälle. Bezüglich des Auftretens einer Dekompensation findet sich kein statistisch signifikanter Altersunterschied, in der von uns untersuchten Serie besteht jedoch eine positive Abhängigkeit der statischen Dekompensation von der Schmerzintensität.

In unserem Kollektiv haben wir auch 4 kostoiliakale Syndrome (Abb. 5) gefunden, wie sie auch von Stagnara (1985) beschrieben wurden. Es handelt sich um ein Schmerzsyndrom, welches durch das Aufreiten der letzten Rippe auf dem Beckenkamm gekennzeichnet ist.

Fallbeispiel

Herr L., 86 Jahre alt, sucht den Arzt auf wegen seitlicher Rückenschmerzen. Er leidet schon seit 15 Jahren an Kreuzschmerz. Es findet sich eine statische Dekompensation von 80 mm sowie ein Ineinanderschieben der letzten Rippen und des Beckenkamms mit einer starken Zunahme von Hautfalten in der Konkavität. Die linksseitige Lateralflexion des Stammes ist stark ausgeprägt, während die Lumbalskoliose relativ gering ist (50° nach Cobb).
Das Zusammenrutschen des Rumpfes erklärt sich eher durch die Insuffizienz des Stützgewebes als durch die Bedeutung der strukturellen Krümmung.

Iliolumbaler Winkel und die Assimilationsstörungen des lumbosakralen Übergangs

Bei den Verlaufsbeobachtungen unseres Kollektives lag der Mittelwert des iliolumbalen Winkels zu Beginn der Studie bei 12° und am Ende des Beobachtungszeitraumes bei 15°. Es handelt sich also um eine Verschlechterung von 3°. Diese Verschlechterung steht in engem Zusammenhang mit der Zunahme des Krümmungswinkels nach Cobb. In unserer Studie nimmt der iliolumbale Winkel in gleichem Maße zu wie die Schmerzintensität. Er läßt eine Aussage zu über Schmerztyp und Ausstrahlung. In unserer Studie fanden wir nur bei 8 % der Patienten Assimilationsstörungen im lumbosakralen Übergangsbereich. Diese Zahlen liegen deutlich unter den 17%, welche Magora u. Schwearzt (1976) sowie andere Autoren für Patienten mit Kreuzschmerz gefunden hatten.

Bedeutung des Intervertebralraums L4/L5 in Beziehung zur biiliakalen Linie

Wir fanden eine Projektion des Intervertebralraums L4/L5 über die biiliakale Linie in 16%, eine Projektion auf dieselbe Höhe bei 50% und eine Projektion unter die biiliakale Linie bei 34% der Fälle. Wir fanden eine durchschnittliche Schmerzintensität von 3,5 bei den Patienten der ersten Gruppe, von 2,6 bei Projektion des Intervertebralraumes auf die biiliakale Linie und von 2,2 bei Projektion darunter.

Kreuzschmerz und die Veränderungen der Lordose

Bei 34 Patienten wurde eine Seitaufnahme der Lendenwirbelsäule gemacht, die eine Untersuchung des Lordoseausmaßes erlaubt. Darunter befinden sich 23 Patienten mit einer Verschlechterung des Krümmungswinkels nach Cobb. Der Mittelwert der Lordose liegt bei 41° und nimmt mit dem Alter ab. Die Zunahme des Krümmungswinkels ist stärker bei Personen mit einer Abnahme der Lendenlordose (Abb. 6 u. 7). Gleichzeitig zeigt sich eine höhere Schmerzintensität bei Patienten mit verminderter Lendenlordose.

Lagebestimmung des Kreuzschmerzes und die Bedeutung der Arthrose

Der degenerative Befall der Lendenwirbelsäule ist auf 4 unterschiedlichen Höhen untersucht worden: Auf Höhe des Krümmungsscheitels, im oberen Teil, im Bereich der Krümmungskonkavität und im Bereich des lumbosakralen Übergangs. Aus unserer Studie geht hervor, daß 70% der Skoliotiker zu Beginn des Untersuchungszeitraumes von einer Arthrose befallen waren, und zwar ohne genaue Bestimmung der Lokalisation. Nach der letzten Röntgenuntersuchung waren es 90%. Diese Zahlen sind mit den Aussagen von Magora u. Schwearzt (1976) vergleichbar, die bei 95,5% der Patienten mit schmerzhaften Skoliosen eine Spondylarthrose diagnostizierten. Solche Arthrosen sind nur bei 43% der Patienten mit Kreuzschmerz ohne Skoliose anzutreffen.

Schweregrad der Arthrose

Im oberern Teil der Krümmung ist die Arthrose immer mäßig ausgeprägt, sie entwickelt sich stärker im Bereich der Krümmungskonkavität auf Höhe des Scheitelwirbels wie auch im Bereich des lumbosakralen Übergangs. Beachtenswert erscheint, daß die lumbosakrale Arthrose nicht notwendigerweise mit einer Assimilationsstörung einhergeht. Die Arthrose erscheint nicht bevorzugt an einer Stelle und ist auch unabhängig von der Schmerzlokalisation. Bei Patienten mit einer einfachen, lokalisierten Lumbalgie ist das degenerative Erscheinungsbild ausgeprägter und intensiver.

Kreuzschmerz und Osteoporose

Bei unseren Untersuchungen haben wir keine wesentlichen Beobachtungen zur Entwicklung einer Osteoporose machen können. Sicherlich können asymmetrische Wirbelkörpereinbrüche zu Seitausbiegungen der Wirbelsäule führen oder eine bereits bestehende Skoliose verschlimmern. Vordere Wirbelkörpereinbrüche können auch eine bestehende Kyphose - v. a. im thorakalen Bereich - verstärken. Die Rolle der Osteoporose ist von Thevenon et al. (1987) untersucht worden. Diese und auch andere Autoren haben keine Beziehung zwischen Osteoporose und Skoliose herausfinden können.

Spondylolisthesis und lumbale Spinalstenose

In 7% der Fälle haben wir eine Spondylolisthesis gefunden. In der Durchschnittsbevölkerung ist eine Spondylolisthesis bei 1-3% anzutreffen, 15-20% haben wir bei Leistungssportlern bestimmter Disziplinen (wie z.B. Turnen) gefunden.

Eine Verengung des lumbalen Spinalkanals ist bei Lumbalskoliosen selten (5 Fälle von 69 Untersuchten nach Chopin u. Mohon 1981). Hinzuzufügen ist, daß bei der Gesamtheit der chirurgisch behandelten Lumbalstenosen eine Lumbalskoliose bei 15% als Begleitsymptom anzutreffen ist.

Therapie

Konservative Therapie

Die konservative Behandlung ist vielfältig und umfaßt u. a. die medikamentöse Therapie, Atemschulung, Krankengymnastik und Orthesenversorgung. Diese verschiedenen Therapieformen werden entsprechend dem Schmerz und Deformationsgrad, Alter und den physischen Möglichkeiten des Patienten dosiert und evtl. kombiniert.

1) Medikamentöse Behandlung

Es handelt sich hierbei um eine symptomatische Behandlung mit schmerzstillenden Mitteln. Antiphlogistika sind hilfreich und werden intermittierend eingesetzt. Hierbei müssen natürlich Kontraindikationen und die Lokalisation des Schmerzes berücksichtigt werden. Bei Muskelkontrakturen können orale, intramuskuläre oder perkutan verabreichte Medikamente wirkungsvoll sein. Bei Spondylarthrose gibt es wenig medikamentöse Behandlungsmöglichkeiten und auch nur eine begrenzte Wirkung.

2) Mobilisation und Manipulation

Die Mobilisation der Wirbelsäule ist sehr wertvoll. Sie sollte in die schmerzfreien Richtungen durchgeführt werden und hat zum Ziel, die konkave Seite der Krümmung zu entspannen. Demgegenüber ist eine Manipulation nur selten indiziert, nach dem 60. Lebensjahr darf sie nicht wiederholt durchgeführt werden, wenn therapeutisch kein Erfolg feststellbar ist. Die Manipulation der Lendenwirbelsäule kann bei Skoliosen mit neu aufgetretenen Wirbelsäulenschmerzen wirkungsvoll

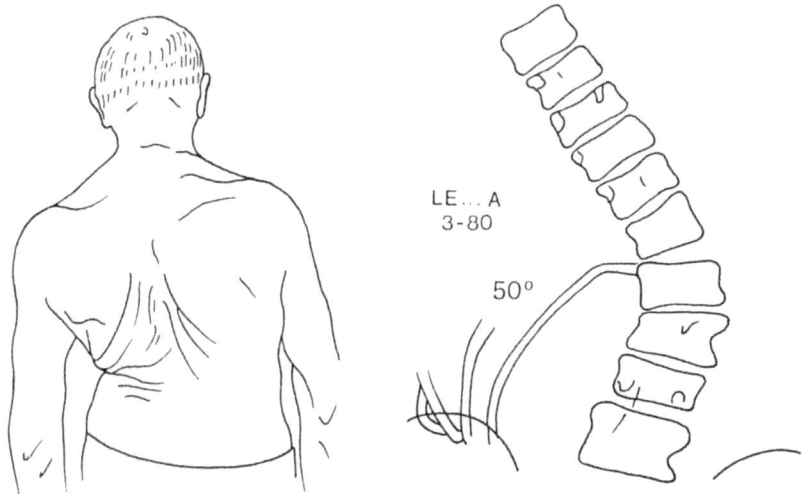

Abb. 5. Darstellung eines linksseitigen kostoiliakalen Syndroms

sein, hauptsächlich bei Belastungsschmerzen oder Haltungsverspannungen. Es gibt jedoch keine Gewißheit über eine dauerhafte Besserung bei Patienten mit unveränderten Schmerzzuständen. Man kann durch eine nichtindizierte Anwendung der Manipulation sogar eine Schmerzausbreitung provozieren. Es kann als gesichert gelten, daß die Manipulation der Halswirbelsäule bei Kreuzschmerz mit begleitender Lumbalskoliose zu vermeiden ist.

3) Infiltration der kleinen Wirbelgelenke

Diese Methode kann sehr effektiv sein. Letztlich sollte man aber auch nicht den Nutzen der antiphlogistischen Radiotherapie bei chronischem Kreuzschmerz vergessen.

4) Krankengymnastik

Krankengymnastik ist bei uns in allen beschriebenen Fällen durchgeführt worden. Sie sollte regelmäßig kontrolliert werden. Die Behandlungsintensität sollte je nach Zustand der kardiopulmonalen Belastungsfähigkeit modifiziert werden. Der Zustand zu Beginn der Behandlung sollte immer Ausgangswert für die Behandlung sein und als Gradmesser für die erzielten Ergebnisse dienen. Es wird weder speziell auf die Lordose noch die Kyphose hingearbeitet, sondern mehr nach den individuellen Gegebenheiten, welche von den einzelnen Deformitäten bestimmt werden. Wichtig ist, die Kontrakturen im Bereich des Beckens und der unteren Extremitäten zu lösen. Massagegriffe sollten ebenfalls durchgeführt werden; sie streben Schmerzfreiheit und Entspannung an, werden locker durchgeführt und mit Lagerungen und passiven Mobilisationen der Wirbelsäule verbunden. Besonders "vorzuheben" sind die Weichteilgebiete der Konkavität. Eine sehr forcierte, aktive Krankengymnastik ist auf jeden Fall zu vermeiden. Mit gängigen Methoden kann die Bauchmuskulatur gekräf-

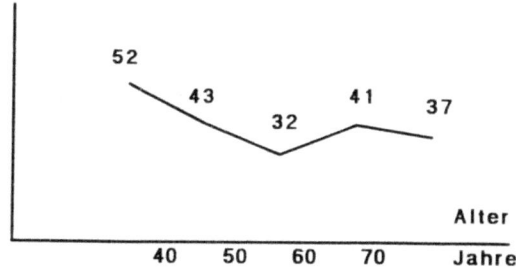

Abb. 6. Entwicklung der Lendenlordose in Abhängigkeit vom Patientenalter

tigt werden. Bei den Lumbalskoliosen benutzen wir seit einigen Monaten die aktive Translation der Wirbelsäule nach Mehta. Man muß dem Patienten die lumbosakrale Stabilisierung beibringen, damit er selbständig üben kann. Die analytische und funktionelle Bewegungserziehung sollte in einem dezidierten Programm angeschult werden, so daß der Patient zu Hause über mehrere Monate hinweg zumindest 15 min täglich selbständig üben kann.

Es werden zusätzlich aktive Wirbelsäulentraktionen auf einer verstellbaren Behandlungsliege - wie von Cortrel beschrieben - durchgeführt. Hierbei ist auf eine genaue Lokalisation des zu mobilisierenden Wirbelsäulenabschnitts zu achten. Einmal täglich durchgeführt, wird diese Traktionsbehandlung nach und nach der aktiven Bewegungstherapie angegliedert. Sie führt oft, ob es sich jetzt um eine einfache Lumbalgie handelt oder um radikuläre Ausstrahlungen, zu einer erheblichen Schmerzerleichterung.

5) Orthesenbehandlung

Wir verwenden unter Wärme geformte Orthesen vom Typ "Body Jacket" von Wilmington, die dem Erwachsenen angepaßt werden. Das Ausformen wird immer nach den Richtlinien von Cortrel durchgeführt. Die durchzuführende Korrektur ist immer geringfügig; dabei liegt der Schwerpunkt auf der Suche nach einem guten Gleichgewicht und einer schmerzfreien Haltung. Unser Ziel ist also die Ruhigstellung der Wirbelsäule in einer schmerzfreien Position. Die Orthese wird immer in gewissen Zeitabständen, 2-3 h am Morgen und am Nachmittag, getragen. Darüber hinaus wird sie während Autofahrten und bei Tätigkeiten, die für die Wirbelsäule sehr belastend sind, angelegt. Als begleitende Maßnahme ist eine krankengymnastische Behandlung obligatorisch. Praktisch kaum sichtbar unter der Kleidung getragen, wird unsere Kurzorthese nach einer kurzen Anpassungsphase fast immer von den Patienten akzeptiert, und das bis zu einem sehr fortgeschrittenen Alter. 52 Patienten sind auf diese Weise ausgestattet worden. Wir konnten sie nicht über einen längeren Zeitraum beobachten, so daß eine Beurteilung nicht möglich ist; 14 von ihnen stellten sich jedoch spontan wieder bei uns vor, um die Orthese erneuern zu lassen. In 4 Fällen haben wir eine klassische Orthesenbehandlung nach dem Lyoner Prinzip mit Anpassung eines Reduktionsgipses nach dem Schema von Cotrel durchgeführt. Der Gips wurde 2-3 Monate getragen und dann durch ein Korsett vom Typ "Body Jacket" von Wilmington ersetzt.

Fallbeispiel

Frau M., 56 Jahre, Krankenschwester, Leiterin eines Erholungsheimes, leidet an einer invalidisierenden Lumbalgie ohne Ischiasbeschwerden. Diese Schmerzbeschwerden stehen in enger Beziehung zu einer rechtskonvexen Lumbalskoliose von 40° mit thorakolumbaler Gegenkrümmung. Des weiteren besteht eine statische Dekompensation von mehr als 40 mm nach links sowie eine Hyperkyphose. Diese Skoliose war der Erkrankten zuvor nicht bekannt. Die Befragung ergab eine Größenabnahme von 10 cm seit ihrem 20. Lebensjahr. Eine orthopädische Gipsbehandlung (durchgeführt anhand des Schemas von Cortrel) wurde 3 Monate lang durchgeführt (die Skoliose nahm dabei auf 28° ab). Sehr schnell konnten wir beobachten, daß der Schmerz abnahm. Im 3. Monat wurde dann das Korsett vom Typ "Body Jacket" von Wilmington angepaßt. Es brachte eine Größenzunahme von 4 cm.

Chirurgische Behandlung

Hier ist viel von den jüngsten Fortschritten in der Chirurgie der Wirbelsäulenverkrümmungen profitiert worden. Es handelt sich in erster Linie um eine schmerzlindernde Behandlung. Indikationen aus ästhetischen Gesichtspunkten sind selten.

1979 legt Cauchoix das Ergebnis von 8 Eingriffen vor, Reignier (1986) berichtet von Skoliosen bei 116 Patienten mit Kreuzschmerz, die von 8 chirurgischen Teams operiert wurden, was darauf hinweist, mit welcher Vorsicht die Indikationen hierzu gestellt wurden. Die bei Kindern und Jugendlichen benutzten Techniken sind hier ebenfalls anwendbar, ob es sich jetzt um posteriore Eingriffe handelt (nach Harrington, nach Dowe, nach Cortrel-Dubousset) oder um anteriore Eingriffe (VDS nach Zielke) oder um kombinierte Zugangswege, um eine sichere Arthrodese zu erreichen. Die Arthrodese erfordert immer mehrere Sitzungen. Zunächst wird häufig ein Release durchgeführt, in 2. Sitzung dann eine Krümmungsreduktion und Fixation.

Unsere Erfahrungen sind begrenzt, da nur 13 Patienten mit Lumbalskoliose und Kreuzschmerz operativ behandelt worden sind. Insgesamt ist zu beobachten, daß ein mäßiger Residualschmerz bei etwa 50 % der Fälle zurückbleibt (Reignier).

Fallbeispiel

Frau M., 50 Jahre, Hausfrau, sehr aktiv, sucht den Arzt auf wegen schwerem chronischem und rezidivierendem, ständig zunehmendem Kreuzschmerz seit 10 Jahren. Die thorakolumbale Skoliose beträgt 72°, ist seit ihrem 16. Lebensjahr bekannt, aber niemals behandelt worden. Dazu kommt eine Kyphose von 58°. Unter Wirbelsäulentraktion kann die Skoliose auf 40° reduziert werden, die Kyphose auf 10°. Am 10.12.1984 anteriore Arthrodese (VDS), die durch eine posteriore Sitzung am 26.02.1985 vervollständigt wird. Nach 2 Jahren ist die Krümmung bei 15° stabilisiert: Ein hervorragendes Ergebnis bei fast vollständiger Schmerzfreiheit, keine funktionelle Einschränkung.

Zusammenfassend können wir folgende Therapierichtlinien für Patienten mit Lumbalskoliose und Kreuzschmerz aufstellen. Zu Beginn steht die konservative Behandlung und hierbei an erster Stelle die krankengymnastische Bewegungstherapie. Unterstützt wird das konservative Behandlungsregime durch eine medikamentöse Behandlung wie auch durch Massagen und andere physikalisch-therapeutische Maßnahmen. Die Orthesenversorgung ist bei uns nicht sehr häufig angewendet worden. Wir geben dem Korsett von Typ "Body Jacket" von Wilmington den Vorzug, da hier im allgemeinen ein hoher Erfahrungswert vorliegt.

Die chirurgische Behandlung wird immer erst dann eingesetzt, wenn vorher eingeleitete Orthesenversorgungen oder krankengymnastische Maßnahmen ohne wesentlichen Erfolg geblieben sind. Die Intensität des Kreuzschmerzes ist hierbei die Hauptindikation. Bei dem Kreuzschmerz muß man jedoch zuvor die mit einer Diskushernie einhergehenden Wurzelreizsyndrome von den mit der Skoliose in Verbindung stehenden Schmerzen unterscheiden. Es werden sämtliche chirurgische Techniken bei der Behandlung dieser Krümmungen angewendet (dorsale, ventrale und kombinierte).

Wir sollten uns daran erinnern, daß mit der Orthesenversorgung von Lumbalskoliosen bei Kindern und Jugendlichen befriedigende und sichere Ergebnisse erzielt wurden. Bei diesen Krümmungen wird versucht, die größtmögliche Reduktion zu erreichen, in manchen Fällen sogar den physiologischen Krümmungsverlauf wiederherzustellen. Beim Erwachsenen muß man sich vor Augen halten, daß gewisse Skoliosen dekompensieren können. Man muß ihnen also frühzeitig auf die Spur kommen, sie begleiten, um somit durch eine adäquate Behandlung eine Verschlechterung verhindern zu können.

Zusammenfassung

70 Patienten mit einer Lumbalskoliose und bestehenden Kreuzschmerzen wurden in dieser Studie untersucht: 9 Männer und 61 Frauen mit einem Durchschnittsalter von 53 Jahren, schwankend zwischen 20 und 80 Jahren. Es wurden sehr verschiedenartige Schmerzsyndrome bis hin zum kostoiliakalen Syndrom gefunden. Die Schmerzhäufigkeit scheint bei Lumbalskoliosen höher zu sein als

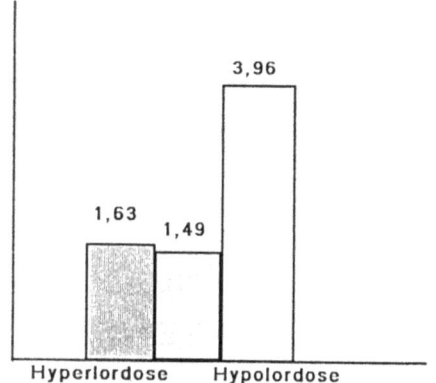

Abb. 7. Zunahme des Krümmungswinkels in Abhängigkeit von der Lordose

bei Thorakalskoliosen. Es besteht eine positive Beziehung zwischen lumbalem Schmerz und dem Alter der Erkrankten, der Krümmungsprogredienz, der statischen Dekompensation, der lumbalen Lordosereduktion wie auch von der Größe des iliolumbalen Winkels. Es fand sich keine wesentliche Beziehung zwischen Kreuzschmerz und dem initialen Skoliosewinkel, dem Drehgleiten, dem Auftreten von lumbosakralen Assimilationsstörungen oder der Spondylarthrose. Therapiemöglichkeiten werden aufgezeigt.

Literatur

Adrey J, Jarrousse Y, Caillens JP (1986) Formes évolutives des scolioses lombaires de l'adulte. G.E.S.(Groupe d'etude de la scoliose), Monastir

Briard JL, Jegou D, Cauchoix J (1979): Adult lumbar scoliosis. Spine 4: 526-532

Caton J (1986) Evolution à long terme et complications des scolioses lombaires idiopathiques de l' enfance ou de l'adolescence traitées orthopédiquement. G.E.S.(Groupe d'etude de la scoliose), Monastir, pp 51-58 Chopin T, Mohon J (1981) Aspect évolutif des scolioses à l'âge adulte. Rev Chir Orthop 1167: 6-11

Du Peloux J (1986) Pronostic de la scoliose lombaire de l'adulte. G.E.S.(Groupe d'etude de la scoliose), Monastir, pp 59-92

Guillaumat M, Biot B, Chopin D et al. (1981) Le scolioses dites idiopathiques de l'adulte. Rev Chir Orthop 67: 1-4

Godlewski G, Godlewski J (1962) La lombalgie. In: Les annales de médecine. Expans. Scient. Française 4: 201-299

Jackson R, Simmons EH, Stripinis D (1983) Incidence in severity of back pain in adult idiopathic scoliosis. Spine 8: 749-756

Kostuik JP (1981) The incidence of low back pain in adult scoliosis. Spine 6: 268-273

Magora A, Schwearzt A (1976) Relation between the low back pain syndrome and x-ray findings. Scand J Rehabil Med 8: 115-125

Reignier JC (1986) Traitement chirurgical de la scoliose lombaire de l'adulte. Enquête du Centre de l'Arche, Le Mans. G.E.S.(Groupe d'etude de la scoliose), Monastir, pp 99-119

Stagnara P (1985) Les déformations du rachis, vol.1 Masson, Paris

Thevenon A, Pollez B, Faare JM, Dewailly PH (1987) Scoliose lombaire chez le sujet âgé: fréquence, indices, manifestations cliniques. Rééducation 87: 145-147.

Kriterien zur Einschätzung der Skoliose

F. Caillens

Die Skoliose ist eine dreidimensionale Deformation der Wirbelsäule mit nicht selten großen strukturellen Wirbelsäulenkrümmungen, deren Folgen bereits bekannt sind. Sie kann sich während des gesamten Lebens eines Betroffenen verschlimmern, zumeist wird die Skoliose jedoch in den Wachstumsphasen diagnostiziert, wobei gerade hier auch die wesentlichen Progressionstendenzen zu verzeichnen sind. Wir müssen uns fragen, warum man die verschiedenen Kriterien zur Einschätzung der Skoliose untersuchen muß, wann diese beim Kind oder beim Erwachsenen zu untersuchen sind und letztlich inwieweit man diese Kriterien zur Einschätzung struktureller Wirbelsäulenkrümmungen verwenden kann.

Warum? - Weil die Skoliose sich bei Kindern während der Wachstumsphase häufig erstmals zeigt. In der Tat werden Kinder und Adoleszente von einer Krümmungsprogredienz im Alter von 0 bis 18 Jahren konfrontiert.
Eine Wachsstumsspitze zeigt sich im Alter von 0 bis 11 Jahren des Knochenalters, vergesellschaftet mit dem ersten Drittel des Wirbelsäulenwachstums.
Eine weitere Wachstumsspitze zeigt sich im Knochenalter von 11 bis 18 Jahren, wobei hier zwei Drittel des Wirbelsäulenwachstums stattfinden. Eine Progredienz skoliotischer Krümmungen manifestiert sich auch beim Wachstum des Thorax, welcher zu gleicher Zeit wie die Wirbelkörper an Volumen gewinnt. Eine besonders aggressive Periode hinsichtlich der Krümmungszunahme liegt zwischen 11 und 18 Jahren des Knochenalters.

Die charakteristischen anatomischen Deformitäten der Skoliose entwickeln sich aus zunächst plastischen Deformationen der Wirbelsäule und des Thorax und führen mit zunehmender Knochenreife zu strukturellen Deformationen (Delpech). Diese plastischen Deformationen betreffen direkt die Wirbel wie auch die Intervertebralgelenke. Sie führen zu Keilverformungen der Wirbelkörper, der Bandscheiben wie auch zu Asymmetrien im Bereich der Pedikel- und Gelenkfacetten.

Es ist notwendig, das Krümmungsausmaß unter 30-40° nach Cobb zu halten, da sich jenseits dieses Winkels eine Skoliose auch nach Wachstumsabschluß verschlimmern kann. Eine solche Verschlimmerung hat vielfältige Konsequenzen:
- funktionelle Konsequenzen: kardiorespiratorische Einschränkungen und Schmerzbeschwerden,
- psychologische und soziale Konsequenzen,
- ökonomische Konsequenzen: Hospitalisierung, Reedukation, Operation.

Es bedarf also einer Früherkennung wie auch einer engmaschigen Kontrolle.

Nach einem Vortrag auf der 18. Jahrestagung der G.E.K.T.S. am 19. bis 20.10.1990 in Villeneuve d'Ascq.

Erkennung von Skoliosen

Die Erkennung der Skoliose ist vor allem Sache des Allgemeinmediziners, der Mutter (Wahrnehmung schulärztlicher Untersuchungen), Sache des Spezialisten, des orthopädischen Chirurgen, aber auch Sache von Krankengymnasten, Krankenpflegern und Sportlehrern. Im Rahmen von Schuluntersuchungen, besonders in der 5. und 6. Klasse im Alter von ca. 11 Jahren, im Rahmen des Sportunterrichtes wie auch zu Hause kann eine Skoliose erkannt werden.

Überwachung von Skoliosepatienten

Auch wenn eine Behandlung zunächst nicht notwendig sein sollte, wird eine Wirbelsäulendeformität von Beginn an streng überwacht. Die Überwachung beginnt, sobald man *erste alarmierende Zeichen* erkennt:
- Rippenbuckel,
- Asymmetrie der Taillendreiecke,
- unausgeglichenes Rückenprofil.

Die Entdeckung eines dieser Zeichen muß zur Konsultation eines Spezialisten führen, der eine Röntgenaufnahme anfertigen sollte, um einen Ausgangsbefund für die weitere Verlaufskontrolle zu haben (Pous 1989).

Zu den weiteren Maßnahmen bei Erkennung einer Rumpfasymmetrie gehörten

a) Erstellung einer Wachstumsbilanz:
- Körpergröße in aufrechter Haltung,
- Körpergröße im Sitzen,
- Messung des Thoraxumfangs,
- Messung der Armspannweite.

b) Bilanz der körperlichen Reife:
- sekundäre Geschlechtsmerkmale wie Achselhöhlenbehaarung, Schambehaarung und Brustentwicklung,
- Zeitpunkt der ersten Regel.

c) Klinische Untersuchung:
- in frontaler Ebene: Rumpfasymmetrie,
- in sagittaler Ebene: Flachrücken,
- in horizontaler Ebene: der Rippenbuckel.

d) Radiologischer Befund:
- Röntgenganzaufnahme der Wirbelsäule im Stand und liegend,
- Röntgenganzaufnahme der Wirbelsäule seitlich,
- Röntgenaufnahme der Handwurzel und des Ellenbogens, um das Knochenalter des Patienten festzustellen. Man mißt das Krümmungsausmaß der Wirbelsäule für jede einzelne Krümmung nach Cobb, untersucht das Risser-Zeichen und vergleicht das Knochenalter mit dem chronologischen Alter.

Insgesamt darf bei der Befunderhebung nicht vergessen werden, die familiäre Anamnese des Patienten zu erheben wie auch die Gelenke auf Hypermobilität zu untersuchen.

Wie kann man nun anhand des erhobenen Befundes den weiteren Verlauf der Skoliose abschätzen? Man muß sich unter Berücksichtigung des Befundes auf bekannte Kriterien stützen.

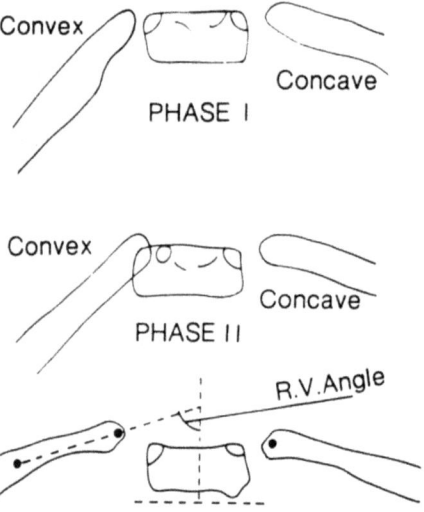

Abb. 1. RVAD nach Mehta, Phase I (im Frühstadium der Krümmung sieht man eine Trennung von Wirbelkörper und Rippenköpfchen), Phase II (Überlagerung des konvexseitigen Rippenköpfchens mit dem Wirbelkörper bei Krümmungszunahme), Konstruktion der RVAD (*unten*).

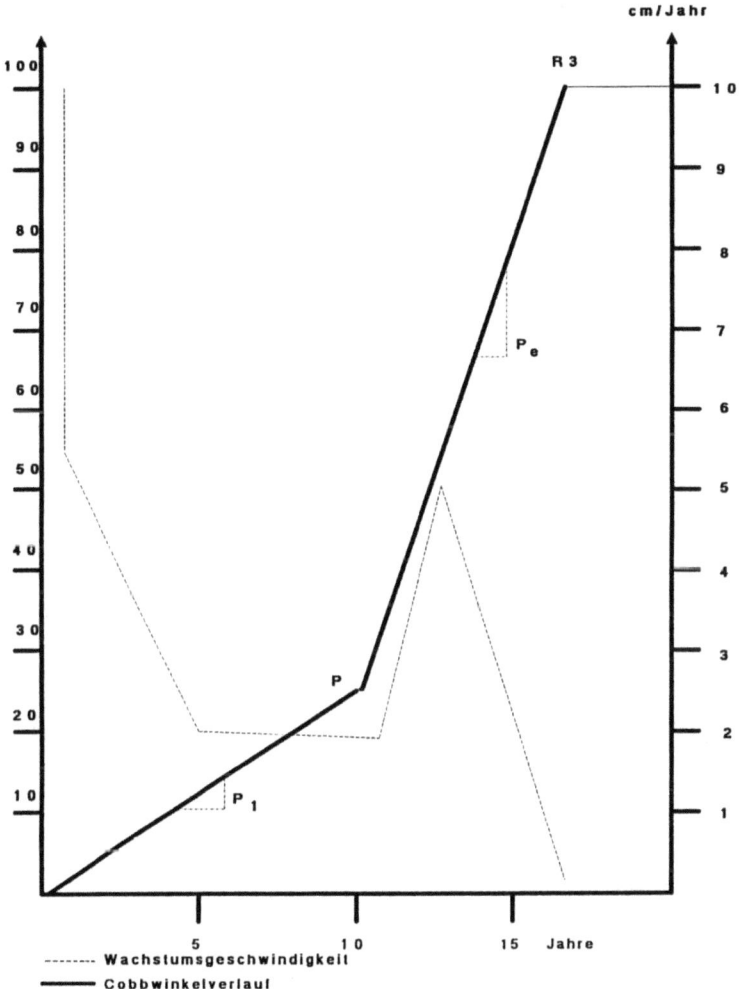

Abb. 2. Krümmungszunahme nach Duval-Beaupere (*linke Achse:* Krümmungsausmaß nach Cobb, *waagerechte Achse:* Patientenalter, *durchgezogene Linie:* Entwicklung des Krümmungswinkels, *gestrichelte Linie:* Wachstumsgeschwindigkeit der Wirbelsäule)

Die "rib vertebral angle difference" nach Mehta (RVAD)

Die Messung dieser Winkeldifferenz kann für infantile Skoliosen verwendet werden. Es handelt sich hierbei um den Vergleich des Winkels, welchen die Rippe des thorakalen Scheitelwirbels zur Längsachse des Wirbels bildet (Abb. 1) . Bei einer konvex-konkavseitigen Differenz dieser Winkel von weniger als 20° ergibt sich keine signifikante Aussage. Mehta (1972) hat folgende Skoliosegruppen anhand dieser Messungen erarbeitet:

a) Resolvingskoliose,
b) Spätresolvingskoliose,
c) gutartige progrediente Skoliose,
d) maligne progrediente Skoliose,
e) dysplastische Skoliose.

Resolvingskoliosen

Bei der ersten Röntgenaufnahme zeigt sich in 80% der Fälle eine RVAD von weniger als 20°in, 20% der Fälle eine RVAD von mehr als 20°. Bei der der zweiten Röntgenaufnahme 3

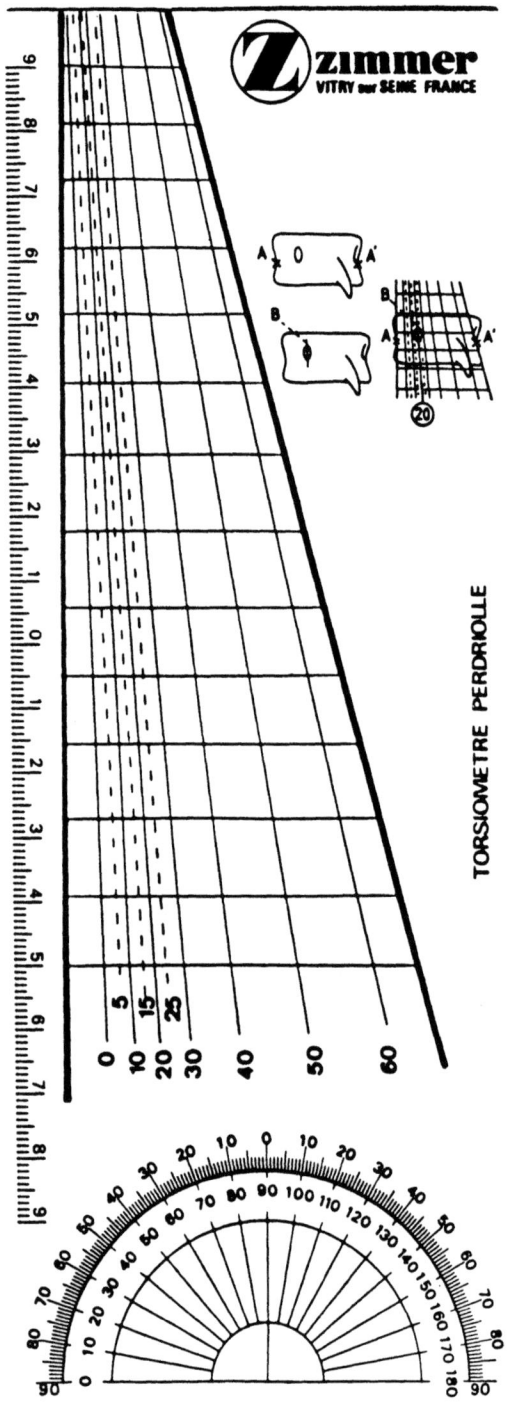

Abb. 3. Torsiometer nach Perdriolle: *A, A'* Mittelpunkte der lateralen Wirbelgrenzen, *B* Längsachse des konvexseitigen Pedikels. Die Seiten des Torsiometers werden an den Markierungen A und A' angelegt, senkrecht zu den Deck- und Grundplatten des Wirbels. Der Rotationswinkel wird entlang der Verlängerung von B gelesen

Monate später zeigt sich bei allen Skoliosen eine RVAD von weniger als 20°, obwohl sich in manchen Fällen der Cobb-Winkel vergrößert.

Progrediente Skolioseformen

Bei der ersten Röntgenaufnahme zeigt sich in 80% der Fälle eine RVAD von mehr als 20°, in 20% der Fälle eine RVAD von weniger als 20°. Bei der zweiten Röntgenaufnahme 3 Monate später ist in allen Fällen eine RVAD von mehr als 20° zu verzeichnen.

Progressionskurve nach Duval-Beaupere und der Punkt P

Alle progredienten Formen der Skoliose verschlimmern sich in linearer Abhängigkeit des Winkels und des Knochenalters unter Berücksichtigung der Erscheinung der ersten pubertären Behaarung (Abb. 2). Dies wird als Punkt P bezeichnet (Duval-Beaupere 1970).

Torsionswinkel und spezifische Rotation nach Perdriolle

Die Prognose der thorakalen und thorakolumbalen Skoliose kann in verschiedenen Altersgruppen von verschiedenen Parametern abhängig sein: von 0 bis 6 Jahren ist es der Winkel der spezifischen Rotation, von 6 Jahren bis zur Pubertät der Winkel der Torsion und nach der Pubertät unter Beobachtung des Risser-Zeichens ist es der Winkel nach Cobb. Die Torsion wird im Bereich des Apexwirbels gemessen, der die größte Torsion bzw. Rotation der Krümmung hat (Abb. 3). Der kritische Torsionswinkel liegt etwa bei 20°. Die spezifische Rotation wird durch die Messung der 2 angrenzenden Wirbel des oberen Endwirbels einer Krümmung gemessen. Der kritische Wert der spezifischen Rotation liegt bis zu einem Alter von 2 Jahren bei 5°, bis zu einem Alter von 4 Jahren bei 10° und bis zum Alter von 6 Jahren bei 20° (Perdriolle u. Vidal 1985).

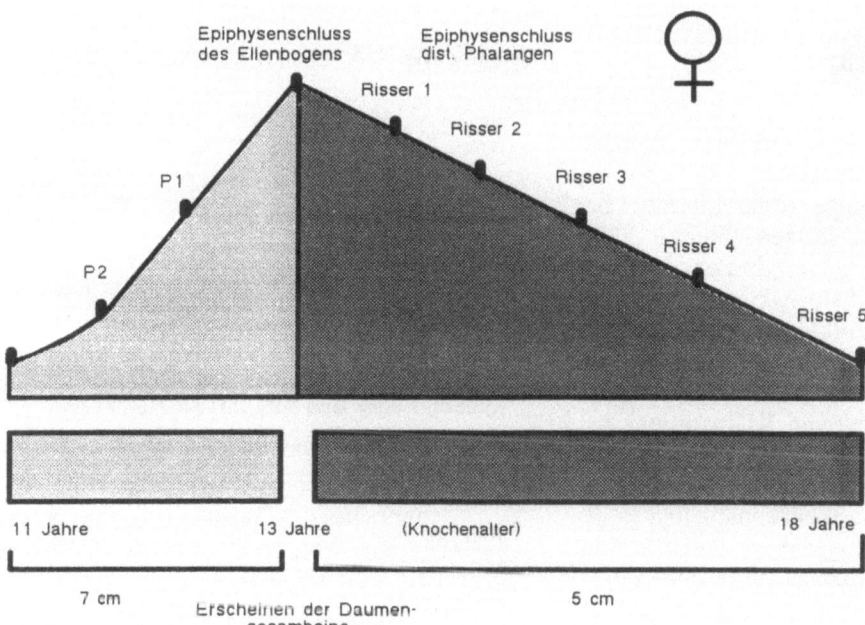

Abb. 4. Die Pubertät zeigt eine aszendente und eine deszendente Wachstumsseite. Bei Mädchen liegt die aszendente Seite bei einem Knochenalter zwischen 11 und 13 Jahren, Auftreten der Daumensesambeine und Schließung der Ellenbogenepiphysen. Die aszendente Phase wird charakterisiert durch einen Zuwachs an Rumpflänge von etwa 7 cm. Die deszendente Seite wird charakterisiert durch die Risser-Zeichen. Zwischen 13 und 18 Jahren zeigt sich ein Wachstumsgewinn des Rumpfes von etwa 5 cm

Pubertäre Spitze nach Dimeglio

Diese ergibt sich aus 3 Wachstumsspitzen: dem unteren Wachstumsschenkel, dem oberen Wachstumsschenkel und dem thorakalen Wachstumsschub. Die pubertäre Spitze wird repräsentiert durch 2 Seiten unter Berücksichtigung des Knochenalters:

- die aszendente Seite im Knochenalter von 11-13 Jahren bei Mädchen und 13-15 Jahren bei Jungen,
- die deszendente Seite bei einem Knochenalter von 13-18 Jahren bei Mädchen und 15-18 Jahren bei Jungen.

Dimeglio (1989) stützt sich auf die Wachstumsgeschwindigkeit, wobei bei Mädchen eine Größenzunahme des Rumpfes von 12 cm und bei Jungen von 13 cm zu verzeichnen ist. Die Periode des hohen Progressionsrisikos liegt auf der aszendenten Seite und wird von Dimeglio als "strategischer Gang" bezeichnet. An dieser Stelle beinhaltet eine Krümmung von 30° ein 100%iges Risiko, operiert werden zu müssen. Befindet sich ein Kind auf seiner "pubertären Spitze", so wird schon die erste Konsultation eine Einschätzung der Risiken erlauben.

Der Winkel nach Mehta, der Torsionswinkel nach Perdriolle, die Stellung auf der Entwicklungskurve nach Duval-Beaupere, die Situation des Kindes im Bereich der pubertären Spitze nach Dimeglio sind Elemente, die das Progressionsrisiko von skoliotischen Krümmungen in gewissen Grenzen vorhersagen lassen. Die beschriebenen Parameter haben annäherungsweise wissenschaftlichen Charakter, sie sind trotzdem in gewissen Fällen nicht sicher. Aus diesem Grunde ist eine Überwachung von Kindern und Jugendlichen mit Wirbelsäulenverkrümmungen während des gesamten Wachstums, manchmal auch danach weiterhin notwendig. Das Krümmungsausmaß, das Alter und die Krümmungslokalisation müssen jedoch ebenso zur Einschätzung der Krümmungsentwicklung herangezogen werden.

Zusammenfassung

Um den Verlauf der idiopathischen Skoliose annäherungsweise voraussagen zu können, kann man sich auf einige in der Literatur beschriebene Parameter stützen. Hierzu zählt die Differenz des kostovertebralen Winkels nach Mehta, die Wachstumskurve nach Duval-Beaupere, der Winkel der spezifischen Torsion bzw. Rotation nach Perdriolle und die pubertäre Wachstumsspitze nach Dimeglio. Unter Berücksichtigung von Krümmungsausmaß und Geschlecht der Patienten kann man mit Hilfe der genannten Kriterien die Behandlungsbedürftigkeit von Skoliosepatienten in etwa abschätzen. Unvorhersehbare Verläufe sind hierdurch jedoch keineswegs ausgeschlossen.

Literatur

Dimeglio A (1989) La croissance du rachis, Band 1. Sauramps, Montpellier

Duval-Beaupere G, Dubousset J, Queneau P, Grossiord A (1970) Pour une theorie unique de l'evolution de la scoliose. Presse Med 78: 1141-1146

Graf H (1990) Analyse tridimensionnelle de la scoliose, Masson, Paris

Mehta MH (1972) The rib vertebral angle in the early diagnosis between resolving and progressive infantile scoliosis. J Bone Joint Surg (Br) 54: 230-243

Perdriolle R, Vidal J (1985) Thoracic idiopathic scoliosis curve. Evolution and prognosis. Spine 10: 785-791

Pous J-G (1989) Notes et variations sur un thème d'actualité: la scoliose. In: Echanges en rééducation. Sauramps, Montpellier pp 193-197

Elektromyographische Befundkontrolle von Patienten mit idiopathischer Skoliose nach einer stationären Intensivbehandlung (nach Schroth)

H.R. Weiss

Die Muskulatur ist ein wesentlicher Angriffspunkt bei der Behandlung der idiopathischen Skoliose. Zum einen kann eine skoliosespezifische Haltungsschulung nur dann wirksam sein, wenn die Muskulatur den korrigierten Haltungsstereotyp auch längerfristig aufrechterhalten kann (Götze 1975), zum anderen können myogene Schmerzbeschwerden durch ein adäquates Training gebessert werden (Hettinger 1978; Weiss 1989). In vielen Veröffentlichungen zu diesem Thema ist von der Muskelkräftigung die Rede (Rompe u. Köster 1975; Lehnert-Schroth 1975; Häussermann 1976; Güth u. Abbink 1976; Rohling 1979; v. Niederhöffer 1942; Edelmann 1984). Die Patienten fühlen sich nach einer stationären Behandlung nach Schroth auch leistungsfähiger (Weiss 1989), die Objektivierung von Veränderungen der Haltungsleistungsfähigkeit nach einer krankengymnastischen Behandlung wurde unseres Wissens bislang jedoch noch nicht durchgeführt.

Ansonsten sind viele Arbeiten zum Thema Elektromyographie bei Skoliose bekannt. Basmajian u. De Luca (1985) geben einen Überblick über kinesiologische und elektromyographische Untersuchungen verschiedener Muskelgruppen beim Gesunden wie auch beim Skoliosepatienten. Die Autoren legen dar, daß zur elektromyograhpischen Untersuchung kinesiologischer Vorgänge die Oberflächenelektroden im Vergleich zu Nadelelektroden besser geeignet sind. Tiefe Muskelgruppen sollten bei kinesiologischen Untersuchungen über Drahtelektroden abgeleitet werden. Insgesamt hat sich jedoch die Ableitung mit Oberflächenelektroden auf Silber-Silberchloridbasis weitestgehend durchgesetzt.

Im allgemeinen findet sich auf der bogenäußeren Seite bei Skoliosepatienten eine vermehrte Muskelaktivität (Basmajian u. De Luca 1985; Schmitt 1985; Heine 1980; Güth et.al. 1978; Güth u. Abbink 1980; Reuber 1983; Brussatis 1962).

Nach histologischen Untersuchungen zeigen sich bei Skoliosepatienten ebenfalls im Seitenvergleich konvex/konkav Unterschiede bezüglich der Fasertypisierung (Schmitt 1985). Nach Zetterberg (1983) überwiegen die Typ-I-Fasern auf der konvexen Seite. Es zeigen sich signifikant mehr Typ-II-Fasern auf der konkaven Seite bei deutlich höherer Kapilarisierung auf der konvexen Seite.

Fidler u. Jowett (1976) fanden eine Prädominanz tonischer Muskelfasern im Multifidus der konvexen Seite im Apexbereich. Dies scheint ein Adaptationsmechanismus im Hinblick auf die konvexseitig vermehrt beanspruchte Muskulatur zu sein.

Durch geeignete Trainingsmethoden kann die Muskelkontraktion ökonomisiert werden. Dies bedeutet, daß zunehmende Lasten mit einer geringeren Anzahl von akitivierten motorischen Einheiten gehoben werden können (Stoboy u. Friedebold 1968). Ein Trainingseffekt läßt sich demnach an einer verringerten elektromyographischen Aktivität bei gleicher Beanspruchung ablesen (Basmajian u. De Luca 1985; Schmitt 1985).

Nach einem Vortrag auf der 18. Jahrestagung der G.E.K.T.S. am 19. und 20.10.1990 in Villeneuve d' Ascq.

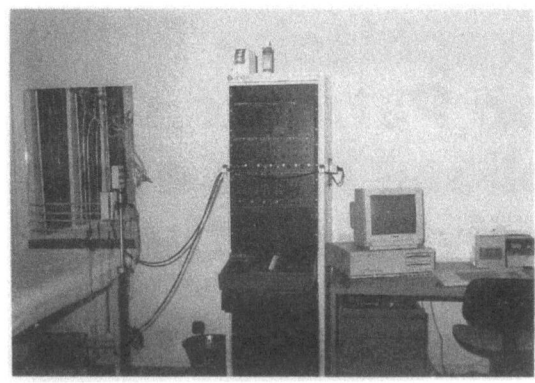

Abb. 1. Apparative Ausstattung unseres neurophysiologischen Meßraumes. Die EMG-Signale werden vom Analogausgang des 6kanaligen EMG-Gerätes über einen Analog-/Digital-Wandler in einen AT-kompatiblen Computer zur weiteren Analyse eingespeist

Die dreidimensionale Skoliosebehandlung nach Schroth

Die dreidimensionale Skoliosebehandlung nach Schroth basiert auf sensomotorisch kinästhetischer Grundlage. Über asymmetrische Übungseinstellungen unter Ausnutzung korrigierender Stellreflexe wird dem Skoliosepatienten ein möglichst symmetrischer Haltungsstereotyp vermittelt, welcher in die Alltagsaktivitäten integriert werden soll. Der korrigierte Haltungsstereotyp wird unterstützt durch die Drehwinkelatmung. Diese führt nachgewiesenermaßen zu einer Korrektur des skoliotischen Atemmusters (Weiss 1989 b). Innerhalb der Atmungskorrektur wird die Expansion thorakal konkavseitiger Rumpfareale gefördert und die Expansion thorakal konvexseitiger oder hervorgewölbter Areale durch selektive Muskelkontraktion gehemmt. Durch die Drehwinkelatmung werden eine Rippenmobilisierung (Weiss 1989 a) wie auch hochsignifikante Steigerungen der Vitalkapazität erzielt (Weiss 1989 a; Weiss 1988). Steigerungen der kardiopulmonalen Leistungsfähigkeit bei Skoliosepatienten durch eine mehrwöchige stationäre Behandlung nach Schroth sind ebenfalls belegt (Götze 1975, 1978).

Nach einer Befragung von 675 Skoliosepatienten mit Schmerzbeschwerden zeigte sich eine deutliche Besserung bei 36% der Patienten, weitere 39% waren nach einer stationären Intensivbehandlung schmerzfrei (Weiss 1989 a).

Klawunde et al. (1988) wiesen nach, daß durch die dreidimensionale Skoliosebehandlung nach Schroth ein Ausgleich der Seitendifferenz von Reflexzeiten und Muskeltonusaktivitäten erzielt werden kann. Die Ergebnisse ihrer posturographischen Untersuchungen belegen, daß durch die Behandlung nicht nur periphere Effekte erzielt werden, sondern eine Veränderung der Haltungsregulation eingeleitet werden kann.

Rigo et al. (1991) aus Barcelona fanden in ihren Fällen, welche regelmäßig mit der dreidimensionalen Skoliosebehandlung nach Schroth behandelt wurden bei einem durchschnittlichen Cobb-Winkel von 19° und einem durchschnittlichen Risser-Zeichen von 2, in 11,6% der Fälle eine Krümmungszunahme über den Beobachtungszeitraum von durchschnittlich 19 Monaten, bei 44,2% der Fälle fand sich eine Verbesserung von 5° und mehr. Bei einem vergleichbaren Kollektiv ist jedoch nach Lonstein u. Carlson (1984) lediglich bei 10% der Skoliosepatienten mit einer spontanen

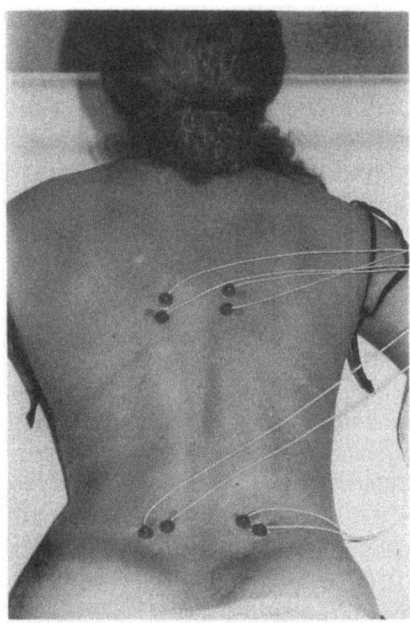

Abb. 2. Lokalisation der Ableitelektroden. Thorakal im Bereich des Scheitelwirbels paravertebral und lumbal über den intrinsisch-lumbalen Fasern des M. erector spinae (s. auch Macintosh und Bogduk)

Krümmungsaufrichtung, hingegen bei 23% mit einer Progredienz zu rechnen.

In einer eigenen Arbeit (1990) haben wir nachgewiesen, daß auch bei Skoliosepatienten über 30° unter regelmäßiger Anwendung der dreidimensionalen Skoliosebehandlung nach Schroth eine Krümmungsaufrichtung erzielt werden kann.

Für die stationäre Intensivbehandlung nach Schroth ergeben sich daher Indikationen bei Skoliosepatienten mit beginnender Progredienz, bei Patienten mit Einschränkungen im Bereich des kardiorespiratorischen Systems wie auch bei bestehenden Schmerzbeschwerden.

Es wird dort im Rahmen eines mehrwöchigen Heilverfahrens ein skoliosespezifisches Übungsprogramm erlernt, welches dem Skoliosepatienten ermöglicht, sein häusliches Übungsprogramm möglichst effektiv zu gestalten. Regelmäßige Befundkontrollen durch einen mit der dreidimensionalen Skoliosebehandlung nach Schroth vertrauten Krankengymnasten am Wohnort sind obligatorisch, um Übungsfehler zu vermeiden und bei bestehender Befundverschlechterung weitergehende Therapiemaßnahmen rechtzeitig einleiten zu können.

Material und Methode

In den Jahren 1987 und 1988 führten wir routinemäßig vor und nach einer stationären krankengymnastischen Behandlung eine elektromyographische Untersuchung an 316 Skoliosepatienten durch (s. a. Abb. 1). Bezüglich des Untersuchungsaufbaues folgten wir Schmitt (1985). Zusätzlich zu den paravertebral angelegten Oberflächenelektroden (Ag/Ag-Cl) auf Höhe des thorakalen Scheitelwirbels leiteten wir die Aktivität aus dem lumbalen M. erector spinae in der von Macintosh u. Bogduk (1987) vorgeschlagenen Weise ab (Abb. 2).

In standardisierter Form wurde die elektromyographische Aktivität während des Aufrichtens aus der Bauchlage (Abb. 3) über 1 min registriert und integriert (Abb. 4). Es erfolgte die Quotientenbildung konvexseitige Aktivität/konkavseitige Aktivität. Die Routineableitungen erfolgten ohne Rücksicht auf

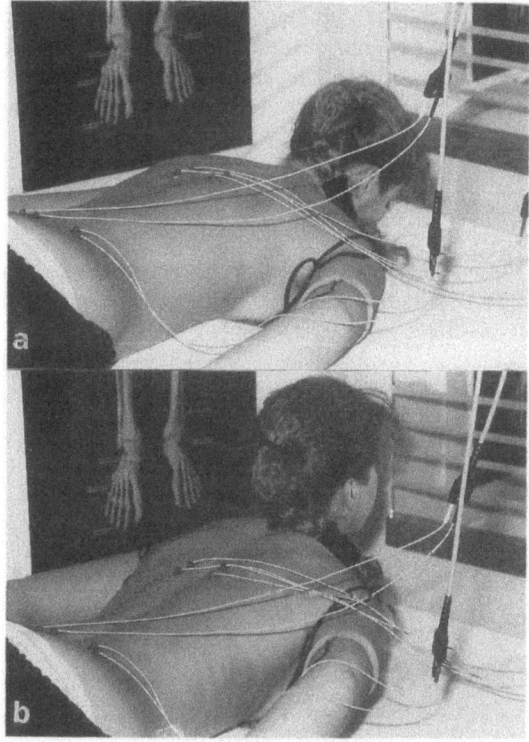

Abb. 3. *Oben:* Patientin in Ruhelage. *Unten:* Patientin mit angehobenem Rumpf. Die Schultern werden hierbei protrahiert, um über die Antagonistenhemmung die Schulterblattmuskulatur zu inhibieren und so auch im thorakalen Bereich Aktivität aus dem M. erector spinae zu empfangen (Friedebold 1958). Die *querverlaufenden Linien* auf dem Spiegel vor der Patientin dienen zur Kontrolle der Aufrichtungshöhe

zuvor durchgeführte Übungen oder Massagen. Die Patienten wurden hierzu aus dem Übungsbetrieb abberufen.

Der durchschnittliche Cobb-Winkel bei den oben erwähnten Patienten betrug 38,2°, schwankend zwischen 10 und 147°. Das Durchschnittsalter betrug 20 Jahre, schwankend zwischen 8 und 76 Jahren. 71,7% waren funktionell dreibogige Skoliosen, 58% waren funktionell vierbogig, und 0,32% waren funktionell fünfbogig. Eine lumbosakrale Gegenkrümmung fand sich bei 59,8% der Fälle. Die funktionelle Bogenanzahl beschreibt diejenige Anzahl von Bogen, welche bei der krankengymnastischen Behandlung berücksichtigt werden müssen. Auch bei einer normalerweise als einbogig bezeichneten Skoliose finden sich funktionell drei Bogen, da die kraniale wie auch die kaudale Ausgleichskrümmung jeweils bei der krankengymnastischen Behandlung mitberücksichtigt werden müssen.

Das Verhältnis zwischen rechtskonvexen und linkskonvexen Skoliosen betrug 25 : 1.

Ergebnisse

Die artefaktfreien Elektromyogramme von 259 Patienten konnten ausgewertet werden.

Hierbei zeigte sich eine signifikante Verringerung der thorakal konvexseitigen Aktivität nach der stationären krankengymnastischen Behandlung um 6,79% (p < 0,05). Eine Verringerung der konvexseitigen Aktivität fand sich auch lumbal von 14,2% (hochsignifikant bei p < 0,001). Der Aktivitätsquotient konvexseitig/konkavseitig verringerte sich thorakal ebenfalls hochsignifikant um 11,99% (p < 0,001), lumbal um 7,91% (p < 0,01).

Zusätzlich überprüften wir die Entwicklung der elektromyographischen Aktivität in bezug auf das Alter der Skoliosepatienten. Hierzu wurde folgende Alterseinteilung getroffen:

Gruppe I: Patienten bis 13 Jahre,
Gruppe II: Patienten zwischen 14 und 17 Jahren,
Gruppe III: Patienten zwischen 18 und 24 Jahren,
Gruppe IV: Patienten mit 25 Jahren und mehr.

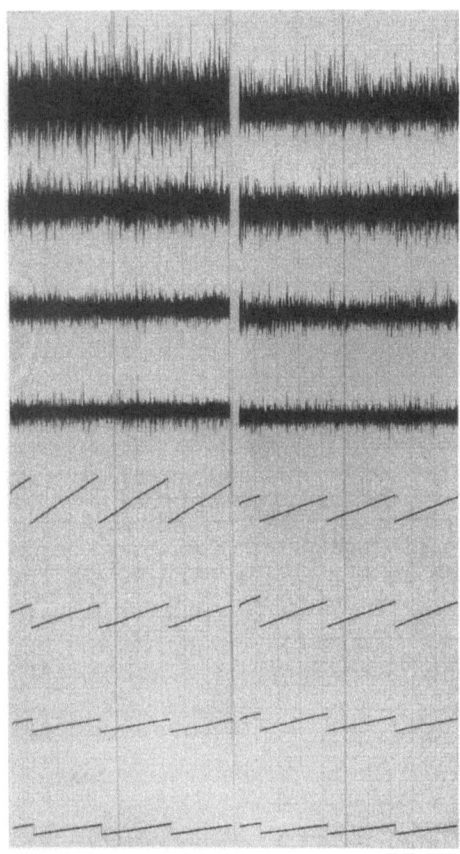

Abb. 4. Elektromyograhpische Aktivität beim Aufrichteversuch aus der Bauchlage, links vor und rechts nach einer mehrwöchigen krankengymnastischen Intensivbehandlung. In der obersten Zeile ist die thorakal konvexseitige Aktivität, in der zweiten Zeile die thorakal konkavseitige Aktivität zu erkennen. In der dritten Zeile sieht man die lumbal konvexseitige Aktivität und in der vierten Zeile die lumbal konkavseitige Aktivität. Auf den vier unteren Zeilen die integrierte Muskelaktivität der o.g. Muskeln jeweils über ein Zeitfenster von 3 sek. Durch Messung der Amplitude dieser integrierten EMG-Kurven wird die elektromyographische Aktivität metrisch erfaßbar

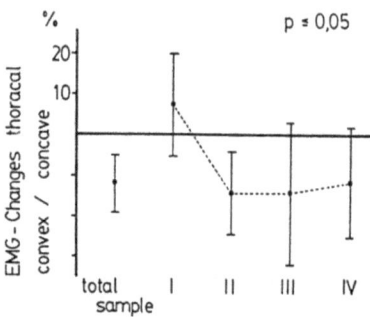

Abb. 5. Verringerung des EMG-Aktivitätsquotienten (konvex/konkav) thorakal nach einer mehrwöchigen stationären krankengymnastischen Intensivbehandlung nach Schroth in % des Ausgangswertes. *Links* für die Gesamtzahl der Patienten, *rechts* daneben für die einzelnen Altersgruppen I bis IV bei Berücksichtigung einer Irrtumswahrscheinlichkeit von p < 0,05

Gruppe I (n = 21): Es zeigte sich eine tendenzielle Aktivitätssteigerung um 5,93% auf der thorakalen Konvexseite, auf der lumbalen Konkavseite eine Senkung der Aktivität um 3,20% (nicht signifikant). Der Aktivitätsquotient konvex/konkav steigerte sich thorakal um 7,53%, lumbal zeigte sich eine Senkung des Quotienten um 7,06% (nicht signifikant).

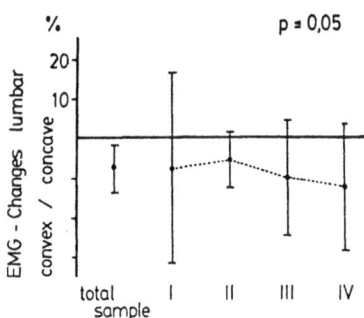
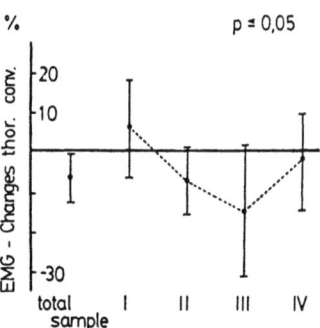

Abb. 6. Verringerung des EMG-Aktivitätsquotienten lumbal nach einer mehrwöchigen stationären krankengymnastischen Intensivbehandlung nach Schroth in % des Ausgangswertes. *Links* für die Gesamtzahl der Patienten, *rechts* daneben für die einzelnen Altersgruppen I bis IV bei Berücksichtigung einer Irrtumswahrscheinlichkeit von $p < 0,05$

Abb. 7. Verringerung der EMG-Aktivität thorakal-konvex nach einer mehrwöchigen stationären krankengymnastischen Intensivbehandlung nach Schroth in % des Ausgangswertes. *Links* für die Gesamtzahl der Patienten, *rechts* daneben für die einzelnen Altersgruppen I bis IV bei Berücksichtigung einer Irrtumswahrscheinlichkeit von $p < 0,05$

Gruppe II (n = 131): Hier findet sich eine Verringerung der thorakal konvexseitigen Aktivität um 7,06% (nicht signifikant bei einem Konfidenzintervall von -15,55% bis +1,43%). Die Senkung der lumbal konvexseitigen Aktivität ist mit 19,67% bei $p < 0,001$ signifikant. Der Aktivitätsquotient konvex/konkav verringerte sich um 1,44% ($p < 0,01$), lumbal zeigte sich eine Verringerung um 5,6% (nicht signifikant).

Gruppe III (n = 56): Hier zeigt sich eine tendenzielle Verringerung der thorakal konvexseitigen Aktivität um 14,75%, lumbal ebenfalls eine nicht signifikante Verringerung der konvexseitigen Aktivität um 7,77%. Der Aktivitätsquotient verringerte sich thorakal um 14,4% und lumbal um 9,89% (nicht signifikant).

Gruppe IV (n = 50): Hier zeigt sich thorakal konvexseitig eine Senkung der Aktivität um 2,43%, lumbal konvexseitig um 10,75%. Der Aktivitätsquotient verringerte sich um 11,58% thorakal und lumbal um 12,33% (nicht signifikant). Sehen Sie hierzu Abb. 5 - 8.

Diskussion

Berücksichtigt man die Ergebnisse insgesamt, so ist eine deutliche Besserung der Haltungsleistungsfähigkeit zu verzeichnen, Wie auch schon bei Klawunde et al. (1988) konnte ein Ausgleich der Seitendifferenzen der Muskelaktivität durch die dreidimensionale Skoliosebehandlung nach Schroth erzielt werden. Dies spricht für eine Kräftigung der Muskulatur wie auch für die Ökonomisierung der Muskelarbeit.

Für die einzelnen Untergruppen sind die Ergebnisse zu einem Teil nicht signifikant, wenn auch tendenziell zu erkennen. Lediglich die Gruppe I zeigt eine Erhöhung der Muskelaktivitäten. Wir führen dies auf die verlangsamte Anpassung des kindlichen Muskels an veränderte Trainingsanforderungen zurück (Basmajian u. De Luca 1985). Im Rahmen eines mehrwöchigen Muskeltrainings kommt es nämlich während der ersten 2-3 Wochen zunächst einmal zu einer deutlichen Aktivitätsvermehrung, ehe die Aktivität unter das Ausgangsmaß abfällt (Smidt et al. 1989; Basmajian u. De Luca 1985).

Es ist also durchaus möglich, daß sich die unreifen Patienten der Gruppe I noch in der Phase der Erhöhung der Muskelaktivitäten befanden.

Des weiteren haben wir die Beobachtung gemacht, daß eine krankengymnastische Behandlung oder auch eine Massage direkt vor Ableitung der Muskelaktivität in den meisten Fällen eine deutliche Erhöhung des Aktivitätspotentials zur Folge hat.

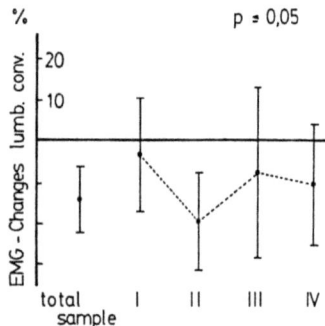

Abb. 8. Verringerung der EMG-Aktivität lumbal-konvex nach einer mehrwöchigen stationären krankengymnastischen Intensivbehandlung nach Schroth in % des Ausgangswertes. *Links* für die Gesamtzahl der Patienten, *rechts* daneben für die einzelnen Altersgruppen I bis IV bei Berücksichtigung einer Irrtumswahrscheinlichkeit von p ‹ 0,05

Auch hierin ist ein Grund dafür zu suchen, daß die Aktivitätssenkungen in den einzelnen Untergruppen nicht immer signifikant sind. Die Messungen fanden nicht unter gleichen Voraussetzungen statt, die Patienten wurden zu den Messungen aus den Übungsgruppen oder von den Massagen abgerufen. Teilweise gar erhöhte Aktivitätszustände sind gewiß auch diesem Umstand zuzuschreiben.

Weitere Untersuchungen zu diesem Thema sind sicherlich sinnvoll, hierbei müßten jedoch sowohl bei der Eingangs- wie auch bei der Ausgangsmessung standardisierte Bedingungen zugrunde gelegt werden.

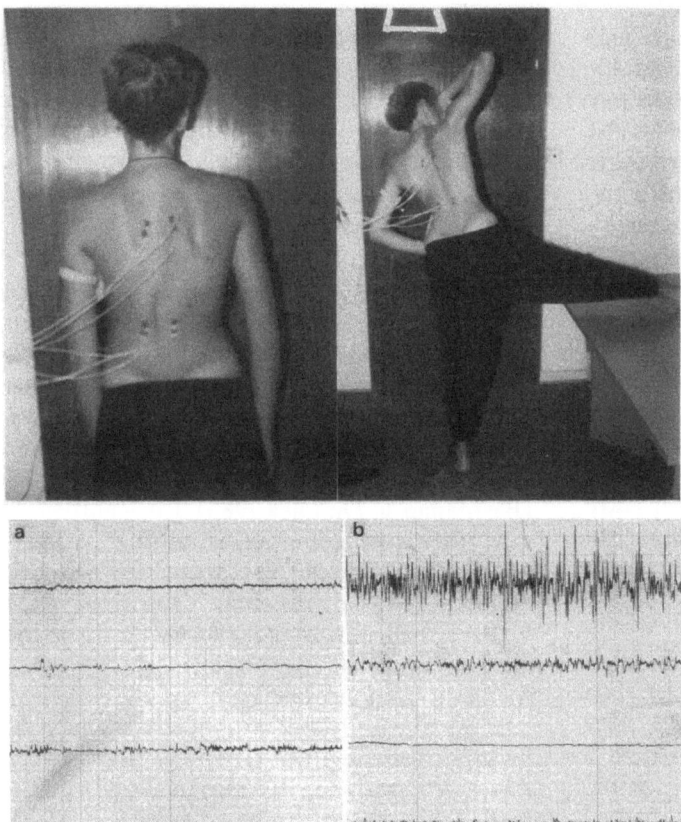

Abb. 9 a, b. Wir haben bei verschiedenen Übungen EMG-Untersuchungen gemacht. Zu diesem Zweck wurden Oberflächenelektroden 1,5 cm lateral der Dornfortsätze - thorakal über dem M. erector trunci/M. trapecius und lumbal über dem M. erector spinae in Faserverlaufsrichtung - jeweils auf Höhe des Scheitelwirbels - angelegt. Die *obere Ableitungszeile* zeigt die Messung thorakal-konvex, die zweite thorakal-konkav, die dritte lumbal-konvex, die vierte lumbal-konkav. Wir haben festgestellt, daß die vorher inaktiven Muskeln aktiviert werden können. Es erfolgt die isometrische Rumpfmuskelspannung, reflektorisch verstärkt durch kleinste sagittale Bewegungsausschläge des Rumpfes

Die These von Schmitt (1985), daß die Händigkeit bei der Skolioseentwicklung eine Rolle spielt, konnte in unserem Kollektiv nicht nachvollzogen werden. So fanden sich bei 93,6% der Linkshänder, bei 96,4% der Rechtshänder eine thorakal rechtskonvexe Seitausbiegung der Wirbelsäule.

Zusammenfassung

Zur Kontrolle von Veränderungen der Haltungsleistungsfähigkeit bei Patienten mit idiopathischer Skoliose nach einer mehrwöchigen stationären krankengymnastischen Intensivbehandlung nach Schroth haben wir 1987 und 1988 die routinemäßige elektromyographische Untersuchung bei 316 Patienten mit einem Durchschnittsalter von 20 Jahren (8-67 Jahre) und einem durchschnittlichen Krümmungswinkel von 38,2° nach Cobb (10-147°) durchgeführt.

Registriert wurde die elektromyographische Aktivität mit Oberflächenelektroden thorakal auf Höhe des Scheitelwirbels paraverbetral und lumbal über dem M. erector spinae beim Anheben des Rumpfes aus der Bauchlage.

259 artefaktfreie EMG kamen zur Auswertung. Es fand sich eine signifikante Senkung der Muskelaktivität auf der bogenäußeren Seite um 6,8% thorakal ($p < 0,05$), lumbal um 14,2% ($p < 0,001$). Der Aktivitätsquotient (konvex/konkav) verringerte sich thorakal um 11,99% ($p < 0,001$), lumbal um 7,91% ($p < 0,01$).

Diese Befunde sprechen für eine Verbesserung der Haltungsleistungsfähigkeit durch eine stationäre krankengymnastische Intensivbehandlung nach Schroth.

Literatur

Basmajian JV, De Luca CJ (1985) Muscles alive, their functions revealed by electromyographie. 5.Auflage, Williams & Wilkins, Baltimore

Brussatis F (1962) Elektromyographische Untersuchungen der Rücken- und Bauchmuskulatur bei idiopathischen Skoliosen. (Die Wirbelsäule in Forschung und Praxis, Bd 24) Hippokrates, Stuttgart

Edelmann P (1984) Der heutige Stand der konservativen Behandlung der Skoliose.In: Brinkmann T: Die Wirbelsäule des Jugendlichen, Praktische Orthopädie Bd 17: 269-280

Fidler MW, Jowett RL (1976) Muscle inbalance in the aetiology of scoliosis. J Bone, Joint Surg (B)58: 200-201

Friedebold G (1958) Die Aktivität normaler Rückenstreckmuskulatur im Elektromyogramm unter verschiedenen Haltungsbedingungen. Z Orthop 90: 1-18

Götze HG (1975) Möglichkeiten und Grenzen der krankengymnastischen Behandlung der Skoliose. Manuel Med 13: 64-70

Götze HG, Seibt G, Günther U (1978) Metrische Befunddokumentation pulmonaler Funktionswerte von jugendlichen und erwachsenen Skoliosepatienten unter einer 4-wöchigen Kurbehandlung. Z Krankengym 30: 333-338

Götze HG, Vogelpohl H, Seibt G (1975) Der Einfluß einer vierwöchigen krankengymnastischen Behandlung nach SCHROTH auf die organische Leistungsfähigkeit jugendlicher Skoliosepatienten. Z Krankengym 27: 316-321

Güth V, Abbink S (1980) Vergleichende elektromyographische und kinesiologische Untersuchungen an kongenitalen und idiopathischen Skoliosen. Z Orthop 118: 165-172

Güth V, Abbink S, Götze HG et al. (1976) Kinesiologische und elektromyographische Untersuchungen über die Wirkung des Milwaukee-Korsetts Z Orthop 114: 480-486

Güth V, Abbink S, Götze HG (1978) Ganguntersuchungen an Patienten mit idiopathischen Skoliosen und der Einfluß des Milwaukee-Korsetts auf das Gangbild. Z Orthop 116: 631-640

Häussermann U (1976) Ziele und Grenzen der krankengymnastischen Behandlung der Skoliose. Z Orthop 114: 455-459

Heine J (1980) Die Lumbalskoliose. Enke, Stuttgart

Hettinger Th (1978) Trainingsgrundlagen im Rahmen der Rehabilitation. Z Krankengym 30: 339-344

Klawunde G, Zeller HJ, Seidel H et al. (1988) Neurophysiologische und lungenfunktionsdiagnostische Untersuchungen zur Wirkung von Gymnastik und manueller Therapie bei juvenilen Skoliosen. Z Physiother 40: 103-111

Lehnert-Schroth C (1975) Die Behandlung der Skoliose nach dem System Schroth. Z Krankengym 9: 322-327

Lonstein, Carlson (1984) The prediction of curve progression in untreated idiopathic scoliosis during growth. J Bone Joint Surg (A)66: 1061-1071

Macintosh JE, Bogduk N (1987) The morphology of the lumbar erector spinae. Spine 12:658-668

Niederhöffer L von (1942) Behandlung von Rückgratverkrümmungen (Skoliosen) nach dem System Niederhöffer und die Behandlung des Rundrückens. Staude, Osterwieck/Berlin

Reuber M, Schultz A, McNeill T et al. (1983) Trunk muscle myoelectric akivities in idiopathic scoliosis. Spine 8: 447-456

Rigo M, Quera-Salva G, Puidgevall N (1991) Effect of the exclusive application of physiotherapy in patients with idiopathic scoliosis. Retrospective study. Vortrag W.C.P.T.-Kongress, London

Rohling M (1979) Krankengymnastische Maßnahmen zur konservativen Behandlung der Skoliose. Z Krankengym 31: 359-361

Rompe G, Köster G (1976) Grundlagen der krankengymnastischen Behandlung idiopathischer Skoliosen im Kindesalter. Z Krankengym 27: 297-301

Smidt GL, Fapta PT, Blanpied PR et al. (1989) Exploration of mechanical and electromyographic responses of trunk muscles to high-intensity resistive exercise. Spine 14: 815-830

Schmitt O (1985) Skoliosefrühbehandlung durch Elektrostimulation. Enke, Stuttgart

Stobody H, Friedebold G, Strand FL (1968) Evaluation of the effect of isometric training in functional and oragnic muscles atrophy. Arch Phys Med Rehabil: 508-514

Weiss HR (1989a) Ein Modell klinischer Rehabilitation von Kindern und Jugendlichen mit idiopathischer Skoliose. Orthop Prax 25: 93-97

Weiss HR (1989b) Prävention und Rehabilitation von Skoliosefolgen im Erwachsenenalter. Z Krankengym 41: 1271-1274Weiss HR (1989c) Effektive Skoliosebehandlung durch Krankengymnastik. Rheuma 9: 117-18

Weiss HR (1990) Krümmungsverläufe idiopathischer Skoliosen unter dem Einfluß eines krankengymnastischen Rehabilitationsprogrammes. Orthop Prax 26: 648-654

Zetterberg C, Aniansson A, Grimby G (1983) Morphology of the para-vertebral muscles in adolescent idiopathic scoliosis. Spine 8: 457-462

Beckenasymmetrien bei idiopathischen Skoliosen mit lumbosakralen Krümmungen

Eine röntgenologische Analyse

M. Rigo, G. Quera-Salva, N. Puigdevall

Nach Dickson (1984) ist die wesentliche Veränderung bei der idiopathischen Skoliose zunächst eine Wirbelsäulendeformierung in 2 Ebenen. Die Seitverbiegung der Wirbelsäule, verbunden mit der entsprechenden Wirbelsäulenrotation, wird als sekundär betrachtet. Es entsteht eine Deformation der Wirbelsäule in allen 3 Ebenen (Deacon et.al. 1984; Dickson et al. 1984).

Es wird diskutiert, inwieweit Krankengymnastik als eine Form der konservativen Behandlung erfolgreich sein kann. Bei Anwendung der dreidimensionalen Skoliosebehandlung nach Schroth kann eine Verbesserung der kardiopulmonalen Leistungsfähigkeit (Götze et al. 1978) und eine Verringerung skoliosebedingter Schmerzzustände erzielt werden (Weiss 1989 b). Des weiteren ist eine Verbesserung der Rippenmobilität und der Vitalkapazität infolge einer stationären Behandlung nach Schroth belegt (Weiss 1989 a,b).

Rigo u. Quera-Salva (1991) und Tomaschewski (1986) geben Verlaufsbeobachtungen von Patienten mit idiopathischer Skoliose bei gleichzeitiger Anwendung der dreidimensionalen Skoliosebehandlung nach Schroth an.

Letztlich gibt es Hinweise dafür, daß durch die Skoliosebehandlung nach Schroth das Krümmungsverhalten auch von Skoliosen über 30° nach Cobb beeinflußt werden kann (Weiss 1990).

Nach Schroth führt die dreidimensionale Skoliosebehandlung zu einer weitestgehenden Korrektur der skoliotischen Haltung in allen 3 Ebenen unter Berücksichtigung sämtlicher vorhandener Wirbelsäulenkrümmungen (Lehnert-Schroth 1986). Durch die unter Einbeziehung der Drehwinkelatmung erlernte Haltungskorrektur und den erworbenen korrigierten Haltungsstereotyp können Aktivitätsunterschiede im Bereich der Haltungsmuskulatur ausgeglichen werden (Weiss 1990 b).

Grundsätzlich werden bei Lehnert-Schroth (1986) 2 funktionelle Skoliosetypen beschrieben:

1) Die funktionell dreibogige Skoliose mit thorakal konkavseitig prominenter Hüfte und einer Oberkörperverlagerung zur thorakalen Konvexseite: Das Körpergewicht scheint vorwiegend auf das thorakal konvexseitige Bein verlagert.

Nach einem Vortrag auf der 18. Jahrestagung der G.E.K.T.S am 19. und 20.10.90 in Villeneuve d' Ascq.

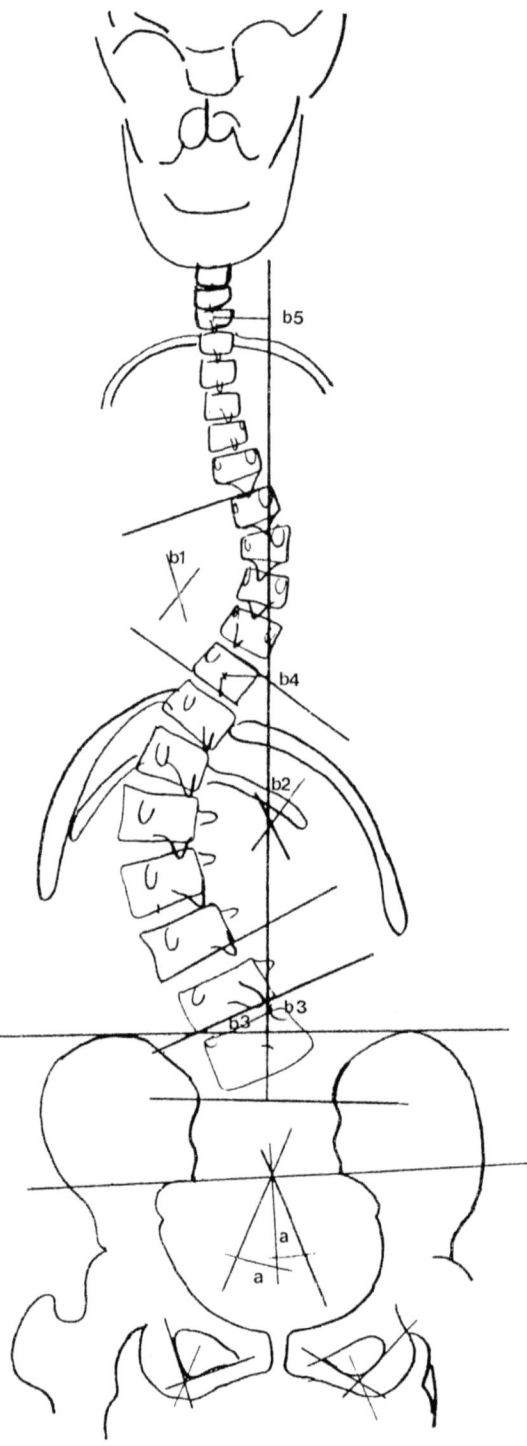

Abb. 1. a Erstellung der BSII-Winkel, b thorakaler Cobb-Winkel *(1)*, lumbaler oder thorakolumbaler Cobb-Winkel *(2)*, Iliolumbalwinkel *(3)*, Kopflot *(4)*, Neutralwirbelbalance *(5)*

2) Funktionell vierbogige Skoliosen mit einer thorakal konvexseitig prominenten Hüfte und einer Oberkörperverlagerung zur thorakalen Konkavseite: Das Körpergewicht scheint vorwiegend auf das thorakal konkavseitige Bein verlagert. Der vierbogige Skoliosetyp geht einher mit der Anwesenheit einer lumbosakralen Gegenkrümmung.

Beim dreibogigen Skoliosetyp sind Schultergürtel, Brustkorb und Beckengürtel gegeneinander verschoben und verdreht. Beim vierbogigen Skoliosetyp erscheint zusätzlich der Beckengürtel gegen die Verlaufsrichtung der Lendenwirbelsäule verschoben und verdreht. Den vierbogigen Skoliosetyp können wir nach Karch u. Lehnert-Schroth (1989) anhand folgender Kennzeichen beschreiben:

1. verstärkte Knickfußstellung thorakal konkav,
2. verstärkte Innenrotationsstellung des thorakal konkavseitigen Beines,
3. prominente Hüfte thorakal konvexseitig,
4. Körpergewicht scheinbar vermehrt auf der thorakalen Konkavseite,
5. Asymmetrie der Darmbeinstacheln, wohl als Ausdruck einer Beckenverwringung,
6. charakteristische Ausprägung der oben genannten Veränderungen im Gangbild.

Die asymmetrische Stellung der Wirbelsäule deutet eine asymmetrische Stellung des Beckens und somit eine asymmetrische Stellung im Bereich beider Iliosakralgelenke an. Nach Viel (1989) und Lavignolle (1983) können diese Iliumverschiebungen mit den Begriffen "Öffnen" bzw. "Schließen" bezeichnet werden. Entsprechende Veränderungen der Iliumstellung finden wir bei idiopathischen Skoliosen mit lumbosakraler Gegenkrümmung. In dieser Arbeit versuchen wir nun zu ergründen, ob die Veränderungen der Iliumstellung in direktem Bezug zu einer lumbosakralen Gegenkrümmung stehen oder ob andere Faktoren an deren Entstehung beteiligt sind.

Eines unserer Ziele ist es, einen Parameter zu bestimmen, der die Beckenasymmetrien in der Frontalebene auf standardisierten Röntgenganzaufnahmen im Stehen beschreiben

Tabelle 1. Der Iliolumbalwinkel und der BSII-Winkel in der Skoliosegruppe und der Kontrollgruppe

	Iliolumbalwinkel	BSII-Winkel		
		thorakal konvex	thorakal konkav	Differenz
Gruppe A1	6,64(SD 6,63)	25,23(SD 3,14)	26,64(SD 3,27)	2,28(SD 2,47)
Gruppe B1	2,90(SD 4,90)	23,50(SD 3,20)	24,71(SD 2,98)	1,40(SD 1,59)
	p ‹ 0,05	p ‹ 0,1	p ‹ 0,05	p ‹ 0,05

kann. Hierzu haben wir den bisakroiliakalischiatischen Winkel (BSII) entwickelt (s. auch Abb. 1). Befinden sich die Beckenhälften in einer asymmetrischen Stellung, so können wir eine Differenz zwischen den beiden BSII-Winkeln erwarten. Eine solche Beckenasymmetrie führt zu einer Vertikalisierung bzw. Horizontalisierung der Beckenhälften (Abb. 2).

Um den Meßfehler bei der Ermittlung des BSII-Winkels zu ermitteln, haben wir 2 separate Untersuchungen an einer Serie von 31 Röntgenganzaufnahmen durchgeführt. Hier fand sich eine durchschnittliche Meßdifferenz von 0,8, wobei keine Normalverteilung vorlag. Der Standardfehler war 0,1 bei einer Standardabweichung von 1,1.

Material und Methode

Untersucht wurden 39 frontale Röntgenganzaufnahmen. Es handelte sich um 9 rechtskonvexe idiopatische Thorakalskoliosen, 2 linkskonvexe idiopathische Thorakalskoliosen, 6 rechtskonvexe Lumbalskoliosen, 3 rechtskonvexe Thorakolumbalskoliosen, 3 linkskonvexe Thorakolumbalskoliosen, 9 "Double-major-Krümmungen" thorakal rechtskonvex und 1 "Double-major-Krümmung" thorakal linkskonvex. Als Kontrollgruppe dienten schließlich 6 posturale Krümmungen und 4 gerade Wirbelsäulen. Bewertet wurden folgende Parameter:

Risser-Zeichen, Neutralwirbel, Cobb-Winkel der thorakalen lumbalen oder thorakolumbalen Krümmungen, Rotation jeder Krümmung nach Nash u. Moe, der iliolumbale Winkel, das Kopflot, das Niveau der Neutralwirbel sowie die Höhe des Trochanter minor beider Oberschenkel in Millimeter als Ausdruck der Rotation. In der Bewertung des Kopflotes haben wir wie auch bei der Beurteilung der Stellung der Neutralwirbel einen Wert von 0 dem ausgeglichenen Befund zugeordnet. Ein Wert ‹ 0 zeigt eine Dekompensation zur thorakalen Konkavität an, ein

Tabelle 2. Vergleich verschiedener Variablen in der Untergruppe A 2 und B 2

	Iliolumbaler Winkel›0	Iliolumbaler Winkel=0	t-Test
Cobb thorakal	22,86(SD 14,45)	12,40(SD 07,82)	p‹0,05
Cobb lumbal	23,96(SD 15,39)	08,10(SD 09,55)	p‹0,005
BSII thorakal konkav	25,96(SD 03,05)	25,70(SD 03,56)	n.s.
BSII thorakal konvex	27,27(SD 02,90)	24,80(SD 03,73)	p‹0,05
BSII Differenz	03,31(SD 02,73)	01,70(SD 02,49)	p‹0,05
Kopflotabweichung	40,86(SD 11,40)	50,10(SD 12,60)	p‹0,05
Neutralwirbelabweichung	44,48(SD 09,50)	53,00(SD 04,66)	p‹0,01

Tabelle 3. Vergleich verschiedener Variablen in der Untergruppe A3 und B3 (n.s. = nicht signifikant)

	BSII-Winkeldifferenz >10 (64,5%)	BSII-Winkeldifferenz <10 (35,5%)	t-Test
Iliolumbalwinkel	07,25 (SD 05,09)	06,36 (SD 07,78)	n.s.
Risser-Zeichen	02,70 (SD 01,60)	03,36 (SD 01,50)	n.s.
BSII-Winkel thorakal konvex	24,30 (SD 02,65)	27,72 (SD 02,76)	p<0,005
BSII-Winkel thorakal konkav	28,40 (SD 02,56)	24,90 (SD 02,77)	p<0,001
Kopflotabweichung	42,95 (SD 13,28)	44,36 (SD 12,24)	n.s.
Neutralwirbelabweichung	46,00 (SD 11,17)	47,27 (SD 07,41)	n.s.
Cobb thorakal	20,50 (SD 12,96)	20,81 (SD 16,88)	n.s.
COBB lumbal	21,05 (SD 12,44)	20,09 (SD 20,48)	n.s.
Rotation thorakal	0,90 (SD 0,85)	0,72 (SD 0,78)	n.s.
Rotation lumbal	01,65 (SD 0,80)	01,18 (SD 0,98)	p<0,1
Rotation femoral	10,25 (SD 01,25)	09,45 (SD 01,03)	p<0,05

Tabelle 4. Abhängigkeiten verschiedener Variablen von Iliolumbalwinkel bzw. BSII-Winkeldifferenz im Gesamtkollektiv

Abhängige Variable	Iliolumbalwinkel	t-Test
BSII-Winkeldifferenz	r = 0,3	p<0,05
Kopflotabweichung	r = -0,2	p<0,05
Neutralwirbelbalance	r = -0,5	p<0,001
	BSII-Winkeldifferenz	
Kopflotabweichung	r = -0,1	n.s.
Neutralwirbelbalance	r = -0,2	n.s.

Tabelle 5. Abhängigkeiten verschiedener Variablen vom Iliolumbalwinkel im Skoliosekollektiv

Abhängige Variable	Iliolumbalwinkel	t-Test
Cobb thorakal	r = 0,6	p<0,001
Cobb lumbal	r = 0,8	p<0,001
Kopflotabweichung	r = -0,2	n.s.
Neutralwirbelbalance	r = -0,5	p<0,001
BSII-Winkeldifferenz	r = 0,2	p<0,1

Wert > 0 eine Dekompensation zur thorakalen Konvexität. Zur Rotationsmessung der Oberschenkel haben wir eine Gleichstellung mit der Zahl 0 angegeben. Ein sich vergrößernder Wert ergibt sich bei Vergrößerung des Trochanters auf der Seite der thorakalen Konvexität und ein Wert < 0 bei Vergrößerung des Trochanters auf der Seite der thorakalen Konvexität. Des weiteren beschrieben wir den BSII-Winkel, gebildet durch die Tangente durch den oberen und unteren Pol des Iliosakralgelenkes und der Tangente zwischen dem zentralen Kreuzbeinpunkt und der Untergrenze der beiden Foramina obturatoria (Abb. 1). Dieser Winkel (BSII) erlaubt die Messung der Beckentorsion um ihre transversale Achse. Wir haben hier ebenfalls einen Wert von 0 angegeben in den Fällen, wo keine Winkeldifferenz zwischen den beiden Seiten zu erkennen war: ein Winkel > 0, wenn die Differenz des Winkels auf der Seite der thorakalen Konvexität sich verkleinerte, und ein Wert < 0 wenn der Winkel auf der Seite der thorakalen Konkavität kleiner wurde.

Wir bildeten aus dem Gesamtkollektiv (A 1 Skoliosepatienten, B 1 Kontrollgruppe) einige Untersuchungen (A 2 Skoliosepatienten mit einem iliolumbalen Winkel > 0, B 2 Skoliosepa-

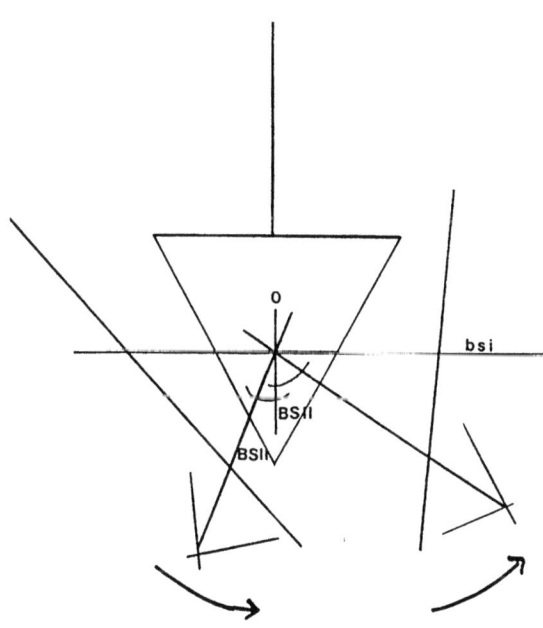

Abb. 2. Vertikalisierung bzw. Horizontalisierung der Beckenhälften in Abhängigkeit vom BSII-Winkel

Tabelle 6. Abhängigkeiten verschiedener Variablen von der BSII-Winkeldifferenz im Skoliosekollektiv

Abhängige Variable: a) BSII-Winkeldifferenz = 0	BSII-Winkeldifferenz	
Iliolumbalwinkel	r = 0,3	$p<0,1$
Cobb thorakal	r = 0,2	n.s.
Cobb lumbal	r = 0,3	$p<0,05$
Rotation thorakal	r = 0,07	n.s.
Rotation lumbal	r = 0,3	$p<0,1$
b) BSII-Winkeldifferenz > 0		
Iliolumbalwinkel	r = 0,5	$p<0,05$
Cobb thorakal	r = 0,2	n.s.
Cobb lumbal	r = 0,5	$p<0,05$
Rotation thorakal	r = 0,0005	n.s.
Rotation lumbal	r = 0,4	$p<0,05$

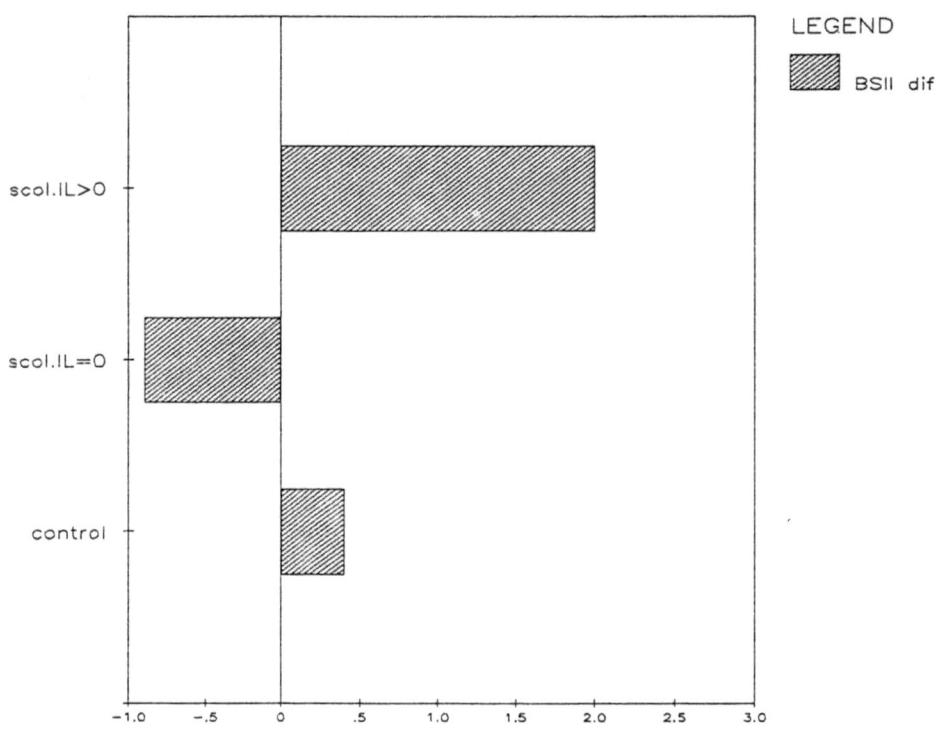

Abb. 3. BSII-Winkeldifferenzen bei Patienten mit einem Iliolumbalwinkel › 0, Iliolumbalwinkel = 0 und in der Kontrollgruppe

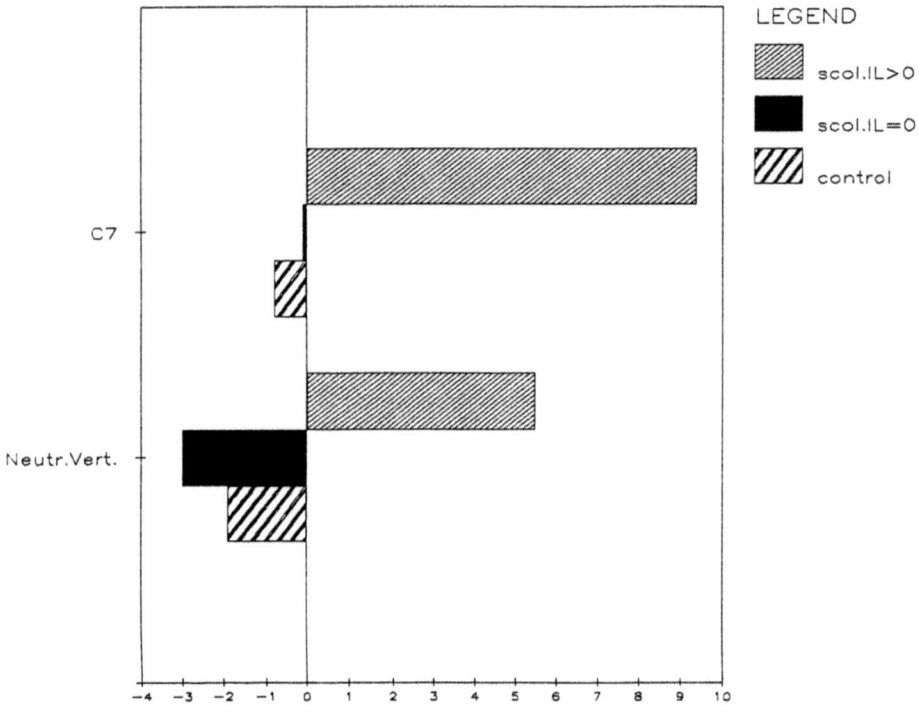

Abb. 4. Kopflot und Neutralwirbelbalance in der Patientengruppe mit einem Iliolumbalwinkel › 0, mit einem Iliolumbalwinkel = 0 und in der Kontrollgruppe

tienten mit einem iliolumbalen Winkel = 0; A 3 Skoliosepatienten mit thorakal konvexseitig kleinerem BSII-Winkel, B 3 Skoliosepatienten mit thorakal konkavseitig kleinerem BSII-Winkel). In den Tabellen 1 - 3 sind diese Gruppen im Vergleich aufgeführt.

Ergebnisse

Die statistische Analyse des Gesamtkollektivs bezieht sich auf die Auswertung der Röntgenganzaufnahmen von 39 Skoliosepatienten (A 1), von 6 posturalen Seitverkrümmungen der Wirbelsäule und von 4 unauffälligen Probanden (B 1). Ausgewertet wurden die Krümmungswinkel nach Cobb, der iliolumbale Winkel, die BSII-Winkel sowie das Kopflot und die Abweichung des Neutralwirbels von der Lotrechten.

Wir fanden signifikante Unterschiede bezüglich des durchschnittlichen iliolumbalen Winkels, des thorakal konkavseitigen BSII-Winkels, bezüglich der BSII-Winkeldifferenz (konvexseitig/konkavseitig) auf einem Niveau von $p < 0,05$ sowie bezüglich des thorakal konvexseitigen BSII-Winkels ($p < 0,1$) beim Vergleich der einzelnen Gruppen.

Der iliolumbale Winkel zeigt zu den restlichen erhobenen Variablen unterschiedliche, meist geringe Abhängigkeiten (Abb. 5-8). Eine deutliche Korrelation zeigt sich zwischen iliolumbalem Winkel und der Neutralwirbelbalance, weniger deutlich zwischen iliolumbalem Winkel und BSII-Winkeldifferenz.

Betrachten wir nun die Meßergebnisse des Skoliosekollektivs (n = 39), so können wir wiederum 2 vergleichbare Untergruppen bilden (A 2: iliolumbaler Winkel = 0; B2: iliolumbaler Winkel > 0). Wie in Tabelle 2 zu erkennen, bestehen hochsignifikante Unterschiede zwischen den thorakolumbalen oder lumbalen Cobb-Winkeln sowie zwischen der Neutralwirbelbalance beider Gruppen. Signifikante Unterschiede finden sich ferner im Vergleich der thorakalen Krümmungswinkel, der thorakal konvexseitigen BSII-Winkel, der BSII-Winkeldifferenz und der Abweichungen vom

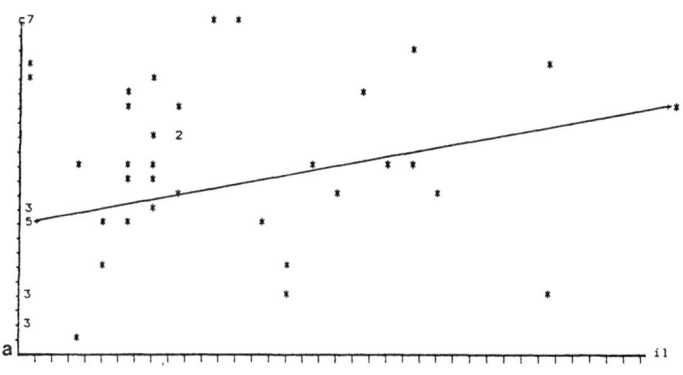

Abb. 5a. Abhängigkeit der Kopflotabweichung vom Iliolumbalwinkel

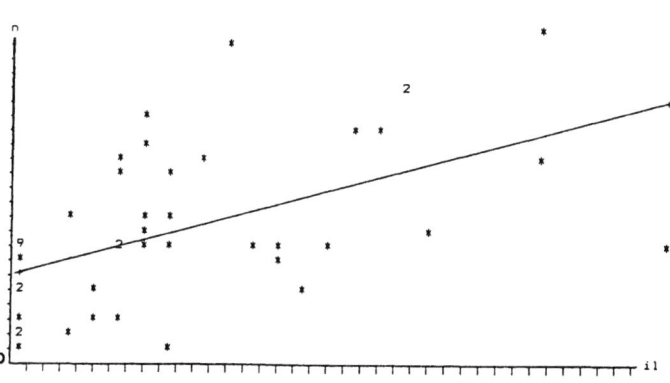

Abb. 5b. Abhängigkeit der Neutralwirbelbalance von der Größe des Iliolumbalwinkels

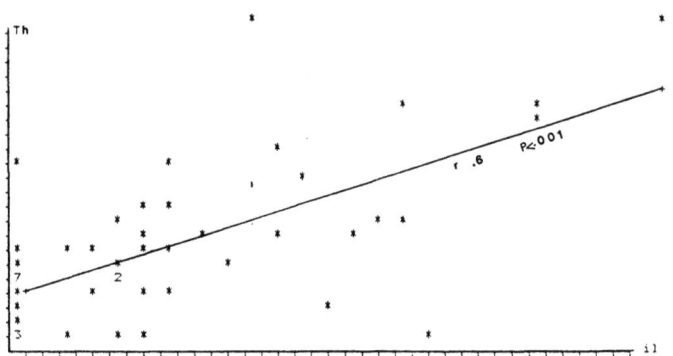

Abb. 6. Abhängigkeit des thorakalen Cobb-Winkels von der Größe des Iliolumbalwinkels

Kopflot. Es besteht eine relativ hohe Abhängigkeit des iliolumbalen Winkels vom thorakalen und lumbalen Cobb-Winkel wie auch von der Neutralwirbelbalance. Es besteht eine schwache Abhängigkeit des iliolumbalen Winkels von der BSII-Winkeldifferenz (Tabelle 5).

Wir fanden 31 Fälle mit unterschiedlichen BSII-Winkeln. Dieses Kollektiv haben wir in folgende 2 Untergruppen eingeteilt: A 3 BSII-Winkeldifferenz › 0 (Abb. 10; Horizontalisation der thorakal konkavseitigen Beckenhälfte = 64,5%), B 3 BSII-Winkeldifferenz ‹ 0 (Abb. 9; Horizontalisation der thorakal konvexseitigen Beckenhälfte = 35,5%).

Im Vergleichstest (A 3/B 3) fanden sich Unterschiede bezüglich der lumbalen Wirbelrotation (p ‹ 0,1), mehr noch bezüglich der femoralen Rotation (p ‹ 0,05). In der Gruppe A 3 zeigt sich eine vermehrte Innenrotation des Femurs auf der Seite der thorakalen Konkavität, in der Gruppe B 3 vermehrt auf der Seite der thorakalen Konvexität (s. auch Tabelle 3).

Die Unterschiede zwischen den Untergruppen A 3 und B 3 werden deutlich, wenn man die hochsignifikanten Unterschiede zwischen den BSII-Winkeln betrachtet.

Um eine Beziehung zwischen dem BSII-Winkel und den übrigen Variablen herzustellen, haben wir in den Untergruppen A 3 und B 3 Korrelationsberechnungen unter Berücksichtigung des iliolumalen Winkels, des Krümmungswinkels thorakal und lumbal wie auch unter Berücksichtigung der Scheitelwirbelrotation angestellt. Im Gesamtkollektiv (A 3 und B 3) fanden sich nur geringe Korrelationen beim Vergleich BSII-Winkeldifferenz/Iliolumbalwinkel, BSII-Winkeldifferenz/Cobb-Winkel lumbal und BSII-Winkeldifferenz/Scheitelwirbelrotation lumbal. In der Un-

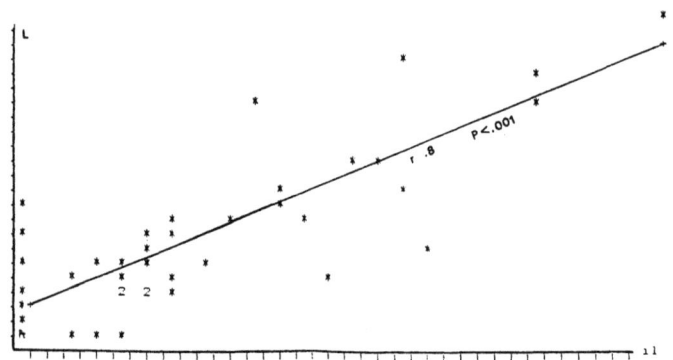

Abb. 7. Abhängigkeit des lumbalen oder thorakolumbalen Cobb-Winkels von der Größe des Iliolumbalwinkels

tergruppe A 3 finden sich bei Berücksichtigung der gleichen Variablen weit deutlichere Abhängigkeiten (s. auch Tabelle 6). Eine signifikante Abhängigkeit der BSII-Winkeldifferenz vom thorakalen Krümmungs- oder Rotationsausmaß fanden wir in diesen Kollektiven nicht.

Diskussion

Der Unterschied zwischen thorakal konkavseitigem und thorakal konvexseitigem BSII-Winkel beweist nach unserer Ansicht das Vorliegen einer Beckentorsion um die transversale Achse. Durch diese Beckentorsion entstehen seitenungleiche Bewegungen im Bereich der Iliosakralgelenke im Sinne der Nutation und Kontranutation. Diese Veränderungen sind möglicherweise Ursache für die Rotation der Lumbosakralkrümmung, was durch die positive Korrelation zwischen der BSII-Winkeldifferenz und dem Iliolumalwinkel bzw. der lumbalen Rotation zum Ausdruck kommt (s. a. Abb. 5-8).

Wenn diese Beckentorsion durch die lumbosakrale Krümmung verursacht wird, muß sie bei einer Krümmungskorrektur in jedem Fall berücksichtigt werden.

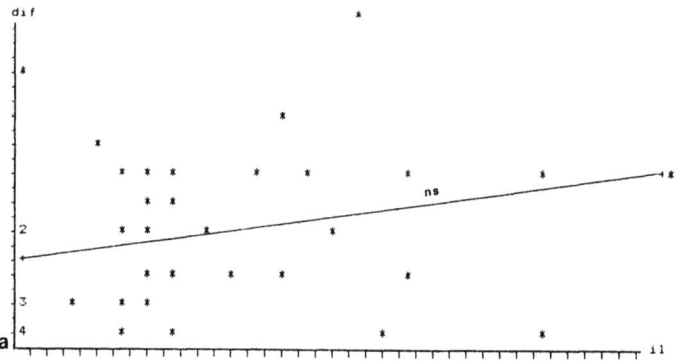

Abb. 8a. Abhängigkeit der BSII-Winkeldifferenz vom Iliolumbalwinkel bei allen Skoliosepatienten

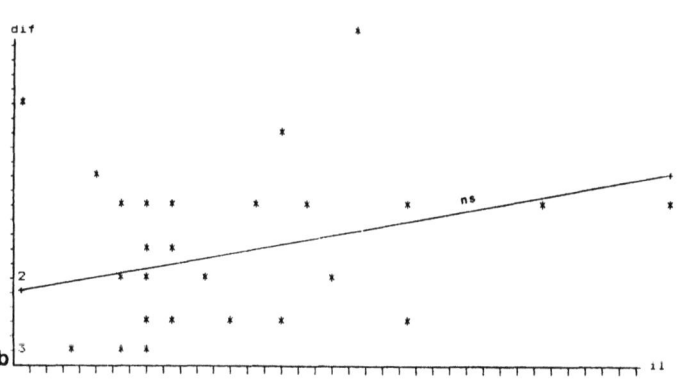

Abb. 8b. Abhängigkeit der BSII-Winkeldifferenz von der Größe des Iliolumbalwinkels bei dem Patienten mit BSII-Winkeldifferenz (n=31)

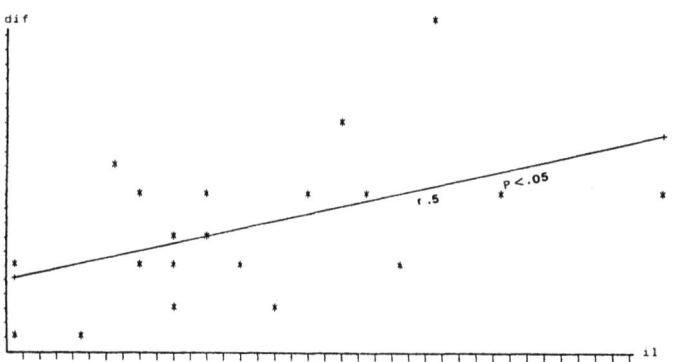

Abb. 8c. Abhängigkeit der BSII-Winkeldifferenz vom Iliolumbalwinkel bei Skoliosepatienten mit einem größeren BSII-Winkel auf der thorakalen Konkavseite (n=20)

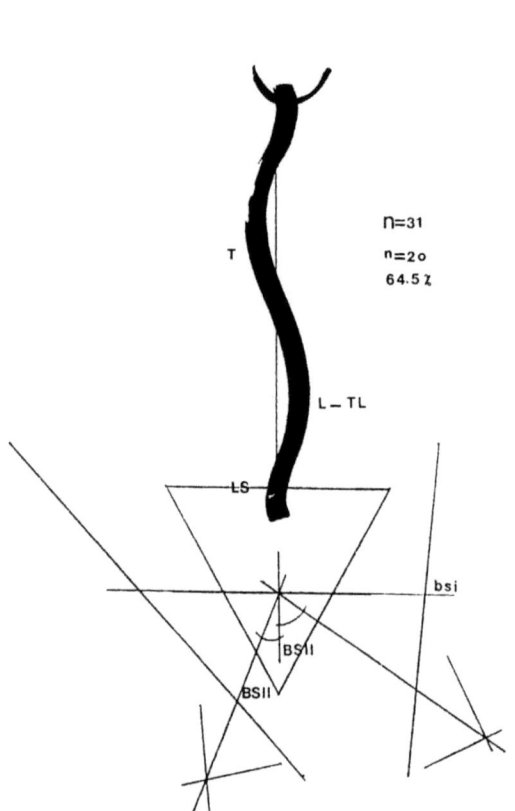 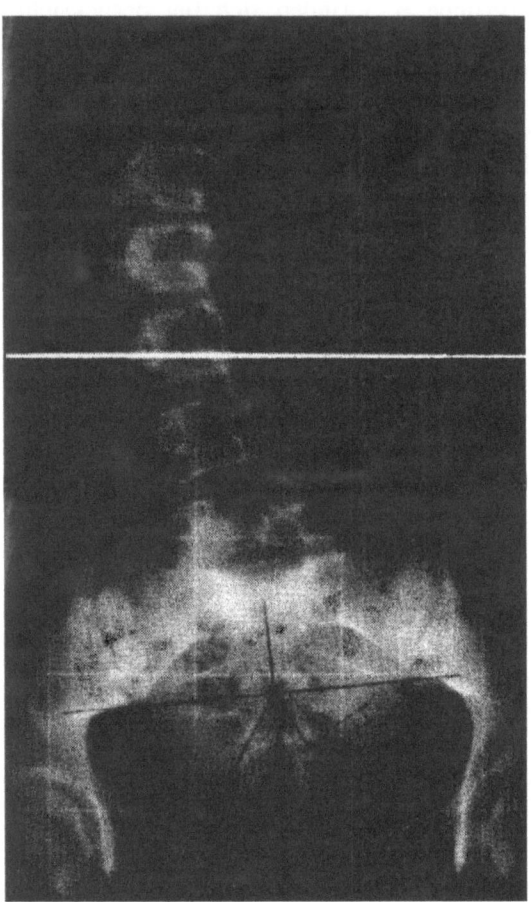

Abb. 9a. Vertikalisation der thorakal konkavseitigen Beckenhälfte

Abb. 9b. Röntgenbild mit Vertikalisation der thorakal konkavseitigen Beckenhälfte

Im Vergleich der Gruppe der Skoliosepatienten mit der Kontrollgruppe gibt es deutliche Unterschiede bezüglich der BSII-Winkeldifferenz. Zu diesem Unterschied scheint der thorakal konkavseitige BSII-Winkel am meisten beizutragen. Signifikante Unterschiede fanden sich ebenso bezüglich des Iliolumbalwinkels ($p < 0,05$). Die schwache Korrelation ($r = 0,3$; $p < 0,05$) zwischen dem Iliolumbalwinkel und der BSII-Winkeldifferenz (Abb. 8a, b) gibt zu der Vermutung Anlaß, daß außer dem lumbosakralen Krümmungsausmaß auch noch andere Faktoren ursächlich an der Beckentorsion beteiligt sind. Eine etwas stärkere Korrelation fanden wir bei den 20 Skoliosepatienten mit einer Vertikalisierung der thorakal konkavseitigen Beckenhälfte (A 3/BSII > 10). Auch wenn wir im Vergleich der Gruppen A 3/B 3 keine signifikanten Unterschiede bezüglich des Iliolumbalwinkels finden konnten, so scheint doch die Ausprägung der BSII-Winkeldifferenz in der Gruppe A 3 größer. Eine schwache Beziehung besteht zwischen BSII-Winkeldifferenz und lumbalem Krümmungswinkel sowie lumbaler Rotation bei Betrachtung der Gruppen A 3 und B 3 zusammen. Diese Beziehung verstärkt sich bei alleiniger Berücksichtigung der Gruppe A 3 ($p < 0,05$).

Aus diesen Beobachtungen schließen wir auf einen positiven Zusammenhang zwischen lumbalem Krümmungsausmaß, lumbaler Rotation, iliolumbalem Winkel bei gleichzeitiger Beckentorsion mit Vertikalisation der thorakal konkavseitigen Beckenhälfte sowie Innenrotation im thorakal konkavseitigen Hüftgelenk. Diese Ergebnisse bestätigen im wesentlichen die klinischen Beobachtungen von Karch u. Lehnert-Schroth (1989). Weitere Untersuchungen sind jedoch notwendig, um eine endgültige Aussage über diese Zusammenhänge machen zu können. Hilfreich wäre hierzu auch eine präzisere Messung der Wirbelrotation (z. B. mit dem Torsiometer nach Perdriolle).

Unabhängig von diesen Befunden können andere Faktoren die frontale Balance beeinflussen: Bei Skoliosepatienten mit einem Iliolumbalwinkel › 0 fanden wir eine signifikante Abweichung des Kopflotes wie auch des Neutralwirbels zur thorakalen Konkavseite, bei Skoliosepatienten mit einem Iliolumbalwinkel = 0 fanden wir eine Abweichung des Kopflotes zur thorakalen Konvexeite.

Eine Aussage dazu, ob der Iliolumbalwinkel oder der Sakrolumbalwinkel besser zur Beschreibung des lumbosakralen Krümmungsausmaßes geeignet ist, findet sich in unserer Studie nicht.

Schlußfolgerung

Wir glauben, mit dieser Unterschung belegen zu können, daß bei idiopathischen Skoliosen

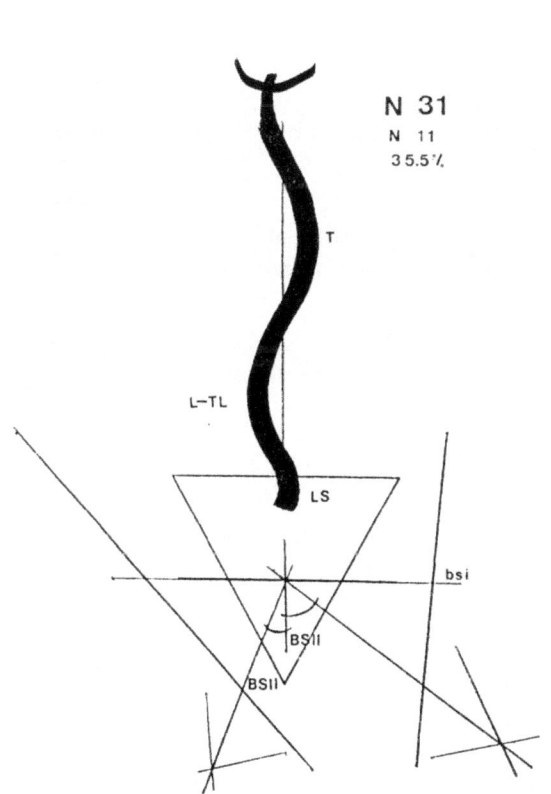

Abb. 10a. Horizontalisation der Beckenhälfte auf der thorakalen Konkavseite

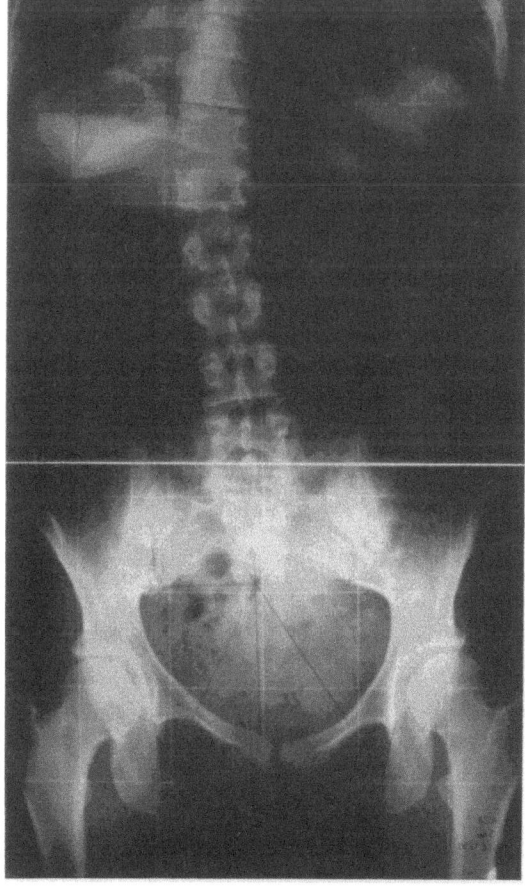

Abb. 10b. Röntgenbild mit Horizontalisation der Beckenhälfte auf der thorakalen Konkavseite

eine Beziehung besteht zwischen dem lumbalen Krümmungswinkel, der lumbalen Scheitelwirbelrotation, dem Iliolumbalwinkel, der Beckentorsion und einer vermehrten Innenrotationsstellung des thorakal konkavseitigen Hüftgelenks.

Die Beckentorsion um eine transversale Achse durch die Iliosakralgelenke führt zu einer Vertikalisation der thorakal konkavseitigen Beckenhälfte und ferner zu einer Nutation/Kontranutation im Bereich der Iliosakralgelenke.

Skoliosepatienten mit einem Iliolumbalwinkel > 0 zeigen eine Abweichung des Kopflotes zur thorakalen Konkavseite.

Zusammenfassung

Krümmungswinkel, Scheitelwirbelrotation, Iliolumbalwinkel, Lotabweichungen des Rumpfes und Femurrotation wurden bei 39 Patienten mit idiopathischer Skoliose und bei einer Kontrollgruppe von 10 Probanden anhand der Wirbelsäulenganzaufnahme ermittelt. Zur Beschreibung der Beckentorsion wurde der BSII-Winkel definiert und zusammen mit den anderen Parametern einer statistischen Analyse unterzogen. Wir fanden eine Beziehung zwischen lumbalem Krümmungswinkel, lumbaler Scheitelwirbelrotation, iliolumbalem Winkel, Beckentorsion und Femurrotation. Die Beckentorsion kann gut durch die BSII-Winkeldifferenz beschrieben werden.

Literatur

Deacon P, Flood BM, Dickson RA (1984) Idiopathic scoliosis in three dimensions: A radiographic and morphometric analysis. J Bone Joint Surg (Br) 66: 509-512

Dickson RA, Lawton JO, Archer II, Butt WP (1984) The pathogenesis of idiopathic scoliosis: Biplanar spinal asymmetry. J Bone Joint Surg (Br) 66: 8-15

Fisk J, Moe JH, Winter RB (1974) Lumbosacral joint in idiopathic scoliosis. (Vortrag Scoliosis Research Society, Guteberg, Sweden)

Götze HG (1978) Metrische Befunddokumentation pulmonaler Funktionswerte von jugendlichen und erwachsenen Skoliosepatienten unter einer 4-wöchigen Kurbehandlung. Z Krankengym 30: 333-337

Karch J, Lehnert-Schroth C (1989) Klinische Zeichen der lumbosakralen Gegenkrümmung bei Skoliosepatienten und der daraus resultierende aktive Korrekturaufbau. Krankengymnastik 41: 1275-1279

Lavignolle B (1983) An approach to the functional anatomy of the sacro-iliac joints in vivo. Anat Clin 5: 159-176

Lehnert-Schroth C (1986) Dreidimensionale Skoliosebehandlung, 3. Aufl. Fischer, Stuttgart

Mauroy JC (1985) Facteurs pronostiques des scolioses mineures. (Vortrag auf dem Giornate Internazionali Veronesi sulla Scoliosi, Verona, Italien. Volume degli Atti((R. Campacci) Mattioli SRL. Fidenza, Parma)

Moe JH, Winter RB, Bradford DS et al. (1982) Idiopathic scoliosis. (In: Deformaciones de la columa vertebral. Salvat editores, spanische Fassung von: Moes Textbook of scoliosis and other spinal deformities.) Saunders, Philadelphia

Richards BS, Birch JG, Herring JA, Johnston CE, Roach JW (1989) Frontal plane and sagittal plane balance following Cotrel-Dubousset instrumentation for idiopathic scoliosis. Spine 14: 733-737

Rigo M, Quera-Salva G (1991) Effect of the exclusive application of physiotherapy in patients with idiopathic scoliosis. Retrospective study. W.C.P.T. Congress, London

Tomaschewski R (1986) Manuelle Therapie im Rahmen konservativer Skoliosebehandlung. Manuelle Med 24: 54-59

Viel E (1989) Biomécanique des articulations sacro-iliaques. Ann Kinesither 16: 423-430

Weiss HR (1989a) Ein Modell klinischer Rehabilitation von Kindern und Jugendlichen mit idiopathischer Skoliose. Orthop Prax 25: 93-97

Weiss HR (1989b) Prävention und Rehabilitation von Skoliosefolgen im Erwachsenenalter. Z Krankengymnastik 41: 1271-1274

Weiss HR (1990) Krümmungsverläufe idiopathischer Skoliosen unter dem Einfluß eines krankengymnastischen Rehabilitationsprogrammes. Orthop Prax 26: 648-654

Weiss HR (1990) Données électromyographiques de contrôle chez des patients avec scoliose idiopathique après traitement-intensif de centre selon la méthode Schroth. (Vortrag auf dem 18. Kongress der G.F.K.T.S. am 20.10.1990 in Villeneuve d'Ascq, Frankreich)

Referate

Nach Vorträgen der 17. Jahrestagung der G.E.K.T.S. am 20. und 21.10.1989 in Louvain (Belgien)

Bearbeitet von Hugo Craenen und Hans Rudolf Weiss

Vorbereitung und Readaptation bei vertebraler Arthrodese nach Cotrel und Dubousset

F. Caillens, J.G. Pous

Die Technik von Cotrel u. Dubousset (C.D.) ermöglicht eine dreidimensionale Krümmungsaufrichtung bei Skoliosen mit zwei Stäben auf beiden Seiten der Wirbelsäule. Eine Distraktion, eine Kompression und eine Derotation der Krümmungen ist hierdurch nach Maß möglich. Auch die physiologische Kyphose und Lordose kann durch die Positionierung der Stäbe zu einem großen Teil erreicht werden. Mit zwei oder mehr Querverbindungen zwischen den Stäben wirkt das System insgesamt fester und sicherer, so daß eine schnelle Reaktivierung des Patienten ohne postoperatives Korsett möglich ist.

Vorbereitung auf die Operation

a) Klinisch: verschiedene Tests und präoperative Diagnostik.
b) Psychologische Betreuung des Adoleszenten: Klärung, Dedramatisierung, Kontakt mit anderen Patienten, Kontakt mit Chirurgen und Operationstrakt etc.
c) Krankengymnastische Vorbereitung (2-3 Wochen): Die Aufrichtung und Beweglichkeit der Wirbelsäule soll vorbereitet werden.
- Atemübungen: Zwerchfellatmung und Bird-Technik bei Risikoskoliose.
- Mobilisierende krankengymnastische Übungen: aktiv und passiv in allen Bewegungsrichtungen.
- Wirbelsäulendistraktion: Ein sehr wichtiger Bestandteil der Vorbereitung. Zweimal täglich finden aktive und passive Wirbelsäulenstreckungen am COTREL-Traktionstisch statt.
- Sport: z.B. Joggen, Volleyball, Schwimmen, etc.

Postoperative Phase

In den ersten 4 Wochen werden langsam die Atemübungen durchgeführt. Am 10. Tag ist Sitzen erlaubt. Der wichtigste Punkt ist: *alleine* stehen und gehen. Die Bewegungen des Alltages werden im allgemeinen als schwierig, ungewohnt und unangenehm erfahren. Das Körperbild ist gestört. Die postoperative Rehabilitation muß daher propriozeptiv orientiert sein.

Es müssen Aufrichtungsmechanismen eingeübt werden; unebene und wackelige Unterlagen sind dabei sehr hilfreich. Allgemeines Muskeltraining und Atemtraining gehört zum Programm, ebenso die Narbenpflege. Nach der Krankenhausentlassung wird das wöchentliche Training bei einem Krankengymnasten weiter verfolgt. Bei dieser verbesserten Technik nach C.D. ist eine gute Mitarbeit des Patienten unentbehrlich für ein dauerhaft gutes Ergebnis.

Verteilung der Fußbelastung beim Laufen auf flacher Ebene

C. Vaysse

25 gesunde Probanden (22 Mädchen und 3 Jungen) mit einem Durchschnittsalter von 13 Jahren und 25 Patienten mit Skoliose mit einem Durchschnittsalter von 14 Jahren wurden mit einem Ganganalysesystem (Light Electronic Gait Analyser) statisch und dynamisch untersucht.
1) Statische Fußbelastung:
- Belastungsunterschiede zwischen linkem und rechtem Fuß,
- Belastungsunterschiede zwischen Vorfuß und Rückfuß.
2) Dynamische Fußbelastung:
- Stützanalyse,
- Dauer der Kontakte der verschiedenen Gangphasen,
- Verlauf des Abstoßzentrums.

Die statischen und dynamischen Untersuchungen der Fußbelastung zeigen keine signifikanten Unterschiede zwischen der Gruppe der Adoleszenten ohne Skoliose und der Gruppe der Adoleszenten mit Skoliose. Unsere Untersuchung umfaßt lediglich eine kleine Gruppe von Skoliosepatienten und sollte mit einer größeren Gruppe nochmals wiederholt werden, um endgültige Ergebnisse zu erhalten.

Die Skoliose, ein global organisiertes und evolutives Ungleichgewicht

Michèle Stortz

Die Skoliose löst im gesamten Körper ein Ungleichgewicht aus: am Knochengerüst, am Stützgewebe und im Bereich des Muskelsystems. Eine Krümmung beeinflußt naheliegende Strukturen und Organe, aber auch weiter entfernte Körperteile durch Muskel- und Bindegewebsketten. Dadurch entwickeln sich öfter pathologische Situationen, z. B. am Schultergürtel, Beckengürtel, an Armen und Beinen. Ein globales Ungleichgewicht stellt sich auf organisierte Weise ein und entwickelt sich weiter. Bei der Behandlung soll immer diese Gesamtheit der skoliotischen Veränderungen beachtet werden, damit keine Verschlechterungen oder Verschiebungen des Problemes entstehen.

Ungleichgewicht im muskuloaponeurotischen System

Manche Muskeln verkürzen sich, üben Druck aus auf andere Strukturen oder verkürzen sich. Andererseits findet man Muskeln, wo Kraft, Spannung und Kontraktionsfähigkeit fehlen. Dieses Muskelungleichgewicht ist eine aktive Anpassung an die Deformität. Im Bereich des Bindegewebssystems (Aponeurosen, Faszien) findet man häufig Verhärtungen.

Ungleichgewicht im knöchernen System

Die skoliotischen Veränderungen betreffen die einzelnen Wirbel und gleichzeitig auch die gesamte Wirbelsäule. Der Gleichgewichtsverlust in sagittaler Ebene zeigt sich in der Entwicklung einer Kyphose oder Lordose.

Richtlinien zur Behandlung

1) Die Wirbelsäule soll vorsichtig in dreidimensionaler Richtung mobilisiert werden. Zu starke Dehnung, Aufrichtung, vor allem wenn sie passiv erfolgt, ergibt einen zu großen Zug auf die Muskeln und Faszien, wodurch sich eine Rotationsverschlechterung ergeben kann.

2) Die Atemübungen werden auf harten, festen Unterlagen durchgeführt. Hierdurch erreichen wir:
- Mobilisation des einzelnen Wirbels und der Kostotransversalgelenke,
- Entspannung von Muskel- und Bindegewebsstrukturen,
- Kräftigung und Verbesserung der Muskelfunktion.

3) Vorteile des Übens in Rückenlage auf fester Unterlage:
- wirkt den bestehenden und schädigenden Haltungen entgegen,
- führt zu einer Vermehrung propriozeptiver Reize,
- skoliotische Propriozeption in der Vertikalposition wird unterbrochen,
- gezieltes Arbeiten ist besser möglich.

Atemdynamik

a) Der skoliotische Atemstereotyp fördert die Inspiration und vernachlässigt die Exspiration. Lungenfunktion und Atemmuskelfunktion ändern sich:
- Die alveoläre Luftmischung wird geringer.
- Die Elastizität des Lungenparenchyms nimmt ab.
- Die Durchblutung der Lunge wird geringer.
- Innere Organe werden in ihrer Funktion beeinträchtigt,
- Preßübungen werden schwieriger.
- Die Formveränderungen des Brustkorbes führen zu einer Veränderung der Atemmechanik.

b) Die Behandlung verbessert die Ventilation über die Auflösung festgefügter Atemstrukturen. Inspiration und Exspiration werden auf fester Unterlage neu eingeübt. Die Behandlung soll behutsam vorsichtig und v. a. dreidimensional die Gesamtheit des Rumpfes erfassen, um nicht weitere Ungleichgewichte auszulösen.

Die idiopathische Skoliose des Adoleszenten - Wissenschaftliche Erkenntnisse und Behandlungsverfahren

A. Negrini

Wir wenden hauptsächlich die krankengymnastische Skoliosebehandlung nach Stagnara aus Lyon an. Dieses krankengymnastische Verfahren zur Behandlung von Wirbelsäulendeformitäten muß sich an seinen Ergebnissen messen lassen wie auch an der Spezifität seiner Einwirkung auf die individuellen Erfordernisse des Patienten.

Ergebnisse

- In der Literatur zeigt sich, daß adoleszente Skoliosepatienten, die regelmäßig üben, eine bessere Entwicklung aufzeigen als diejenigen, die nicht üben.
- Regelmäßiges Üben führt zu einer geringeren Krümmungszunahme im Vergleich zu einer Kontrollgruppe (Klisic u. Nicolic 1981).
- Regelmäßiges und qualitativ gutes Üben vermag kleinere strukturelle Skoliosen zu verbessern (Mollon u. Rodot 1986).
- Skoliosen (Cobb-Winkel zwischen 10° und 30° und einem Risser-Stadium von 1) können ausschließlich mit Krankengymnastik günstig beeinflußt werden. Sollte sich aber eine weitere Krümmungsprogredienz nach den erforderlichen Röntgenkontrollen zeigen, ist die krankengymnastische Behandlung allein nicht mehr ausreichend. Eine Orthesenbehandlung soll begonnen werden.
- Psychologische Probleme: Die Entwicklung eines positiven Körperbildes wird gerade in einer empfindlichen Phase der Identifikation gestört (Fallstrom et al. 1988). Eine psychologische Begleitung ist notwendig.
- Organische Probleme: Nicht nur bei schweren Skoliosen wird ein respiratorisches Defizit festgestellt (Milner 1983; Di Rocco et al. 1984). Eine gezielte Skoliosebehandlung kann eine erniedrigte VO_2 max nach etwa 2 Jahren wieder ausgleichen (1978, Centro Scoliosi Don Gnochi).
- Psychomotorische Probleme: Ein Ungleichgewicht zwischen der Entwicklung der Raumorientierung (visuelles und vestibuläres Gleichgewicht) und der Haltung fördert die Skolioseprogredienz (Hermann et al. 1983; Mollon u. Rodot 1986). Gleichgewicht und räumliche Orientierung können durch gezielte Übungen entwickelt werden. Eine Förderung der Funktion der posturalen Muskulatur ist hierbei notwendig.
- Biomechanische Probleme: Thorakale und thorakolumbale Skoliosen entwickeln sich hauptsächlich aus einer Störung in der Sagittalebene (Perdriolle 1979). Die Krümmungen sollen aktiv und passiv mobilisiert werden, der Tonus der paravertebralen Muskulatur soll erhöht und damit die Haltung verbessert werden.

Literatur

Barrack RL, Whitecloud TS, Burke SW (1984) Proprioception in idiopathic scoliosis. Spine 9: 681-686

Dickson RA, Lawton JO, Archer JA et al. (1984) La patogenesi della scoliose idiopatica. Journal Bone and Joint Surg 66-B: 8-15

Di Rocco PJ, Harlin JI, Reddon WG (1983) Physical work capacity in adolescent patients with mild idiopathic scoliosis. Physical Med Rehabil 64: 476-478

Dubousset J (1984) Etat actual des hypoteses étiologiques de la scoliose idiopathique. Cahiers de Kines, Masson, 105: 11-18

Duval-Beaupère G, Lespargot A, Brossiord A (1985) Flexibility of scoliosis : What does it mean? Spine 10: 428-432

Fallstrom K, Cochran T, Nachemson A (1986) Long-term effects on personality development in patients with adolescent idiopathic scoliosis. Spine 11: 756-758

Hermann R, Mixon J, Fischer A et al. (1985) Idiopathic scoliosis and the central nervous system. The Harrington Lecture, 1983, Scoliosis Research Society Spine 10: 1-14

Klisic P, Nicolic Z (1981) Scoliotic attitudes and idiopathic scoliosis. Atti Giornate Internazionali della Scoliosi, Roma 1981, Edizioni Pro Juventute, Milano pp 91-92

Milner AD (1982) The place of lung fonction in children with scoliosis. Scoliosis Prevention, Warner J, Mehta M (Hrsgb), Traeger, New-York, pp 190-199

Mollon G, Rodot JC (1986) Scolioses structurales mineures et Kinésithérapie. Kines. scientifique, 244: 47-56

Nachemson A, Sahlstrand T (1977) Etiologic factors in adolescent idiopathic scoliosis. Spine 2: 176-184

Perdriolle R (1979) La scoliose: Son etude tridimensionelle. Maloine, Paris

Stagnara P (1985) Les déformations du rachis. Masson, Paris, 1985

Stagnara P, Mollon G, De Mauroy JC (1978) Rééduction des scolioses. Exp Scient Fran, Paris

Die muskuläre "Wachsamkeit" in den Übungen für Skoliosepatienten

P. Truchi

Insgesamt halten neurophysiologische und multifaktorielle Theorien Einzug in die Skoliosebehandlung. Wie oft haben wir feststellen müssen, daß am Ende eines langwierigen Haltungstrainings der Skoliosepatient all das Gelernte vergißt und sich nach einigen Sekunden das vorher bestehende Ungleichgewicht wieder einstellt! Die Automatisierung der verbesserten Haltung im zentralen Nervensystem ist eine besondere Herausforderung. Es ist sehr schwer für einen Skoliosepatienten, seine Deformität zu erspüren, die verbesserte Haltung aufzubauen und diese dann letztendlich ohne größere Anspannung erhalten zu können. Aus diesen Problemen entstand die Idee, die "muskuläre Wachsamkeit" zu schulen. Für den Patienten und den Therapeuten handelt es sich darum, die Haltung und Muskelspannung konsequent zu erfassen. Hieraus haben sich drei wichtige Übungsmöglichkeiten ergeben, wobei der Patient sitzt oder steht.

1) Der Krankengymnast bringt den Patienten aus dem Gleichgewicht, wodurch Stellreaktionen gefördert werden.
2) Erlernte Übungen werden so umgeändert, daß der Patient verwirrt wird ("hold - relax", rhythmisches Stabilisieren, langsame Haltungsveränderungen).
3) Übungen werden auf instabiler Unterlage im Sitzen oder bei mono- bzw. bipedalem Stehen durchgeführt (Pezziball, Schaukelbrett, Sprungbrett). Das Ziel ist, die Qualität der Haltungsverbesserung zu steigern, den Verlust der Korrekturhaltung zu erkennen und aufzuheben und die Korrekturhaltung in den Alltagsaktivitäten zu bewahren. Es werden ferner die Fähigkeiten des Patienten verbessert, seine Wirbelsäule aufzurichten, die Muskulatur zu kräftigen und Reize zu entwickeln, welche die aktive Aufrichtung der Wirbelsäule fördern. Durch Störung des Gleichgewichts werden individuelle automatische Ausgleichsreaktionen gefördert, wobei die Korrekturhaltung erhalten bleiben soll. Der Krankengymnast erschwert dem Patienten diese Aufgabe durch zunehmende Störung des Gleichgewichts. Dies geschieht durch unerwartete Widerstände am Körper des Patienten, langsam, schnell, rhythmisch, arhythmisch in mehrere Richtungen, mit oder ohne Ankündigung, auf fester oder auf instabiler Unterlage. Hierdurch können das Körperschema und das Raumschema verbessert werden, also die Bewegungen im Alltag. Übungen zur Schulung der muskulären Wachsamkeit sollten in das Übungsprogramm der Skoliosepatienten allgemein aufgenommen werden.

Das Gleichgewicht des erwachsenen Skoliosepatienten - Möglichkeiten und Grenzen

A.P. Santaroni, G. Costanzo

Die Nackenpropriozeptoren, das Gleichgewichtsorgan und das visuelle System rufen zahlreiche Reflexe hervor, die die Muskelspannung bestimmen. Mehrere Untersuchungen haben gezeigt, daß Muskeltonusänderungen entscheidend beitragen können zu einer Krümmungsprogredienz. Wir versuchen, Zusammenhänge festzustellen zwischen Störungen der oben genannten Rezeptoren und der Skolioseentwicklung. Wir haben damit begonnen, die Wechselwirkungen zwischen vestibulärem und visuellem System bei Skoliosepatienten und einer Kontrollgruppe gesunder Probanden zu untersuchen. Das unterschiedliche Verhalten der Wirbelsäule bei Skoliosepatienten und der Kontrollgruppe führte zur Entwicklung bestimmter Gleichgewichtsübungen, welche in das Haltungstraining integriert wurden. Die vorläufigen Ergebnisse unserer Untersuchungen zeigen einen Gleichgewichtsverlust der Krümmungen in frontaler und sagittaler Ebene, wodurch auch der Schmerzmechanismus beeinflußt wird. Diese Untersuchungen sind jedoch noch nicht abgeschlossen.

Bestimmung der Form des Rückens durch ein binär kodiertes Lichtmuster

M. De Groof

Es wird ein optisches System vorgestellt, das kontaktlos die Form des Rückens messen kann. Von der äußeren Form der Rückenoberfläche ausgehend, wird die Lage der Wirbelsäule im Körper rekonstruiert. Verformungen wie Skoliosen und Kyphosen können automatisch beurteilt werden. Diese Technik ermöglicht eine einfache, schnelle und quantitative Diagnose ohne Anwendung von Röntgenstrahlen. Nachuntersuchungen von Patienten wie auch ein Skolioseescreening in größerem Rahmen sind möglich.

Aufnahmesystem

Kamera und Diaprojektor stehen in festgelegtem Abstand vom Patienten. Es erfolgt die Projektion eines Schachbrettmusters auf den Rücken des Patienten. Die Trigonometrie des verformten Schachbretts wird unter Einbeziehung von Eichungsverfahren digital verarbeitet und führt zu millimetergenauen dreidimensionalen Koordinaten.

Interpretation der dreidimensionalen Daten

Durch eine Reihe von X-Y-Z-Koordinaten wird der Rücken des Patienten vollständig beschrieben. Krümmungen können berechnet werden. Ebenso kann der Drehungswinkel der Wirbel abgeleitet und dementsprechend die dreidimensionale Postition der Wirbelsäule berechnet werden.

Momentan wird diese Methode wissenschaftlich analysiert und mit den Parametern der Röntgenaufnahme verglichen. Es werden Korrelationen zum Krümmungswinkel nach Cobb angestellt.

Lungenfunktion der Skoliosepatienten in der Korsettbehandlung

C.D. Hulst

Die Lungenfunktion von 70 Patienten mit idiopathischer Skoliose, die sich in der Phase der Orthesenbehandlung befanden, wurde untersucht. Bei den Patienten wurde die Orthese 23 h am Tag getragen. Es fand sich ein durchschnittlicher Krümmungswinkel nach Cobb von 19,4°. Verschiedene Atmungsparameter wurden untersucht (Vitalkapazität, forcierte exspiratorische Kapazität, Einsekundenwert etc.) und in bezug zum Sollwert gesetzt. Nach unseren Untersuchungen beeinträchtigt eine Orthese die Ausatmung und dadurch die Belüftung der Lunge, eine normale Inspiration ist jedoch möglich. Es wurde eine signifikant geringere Inspirationskapazität, eine normale Exspirationskapazität und ein erhöhtes Residualvolumen ermittelt. Ohne Korsett beträgt die Verringerung der Vitalkapazität etwa 1 Standardabweichung, mit Korsett beträgt sie 1,5 Standardabweichungen. In Einzelfällen wurde sogar eine Einschränkung von 3 Standardabweichungen festgestellt. Das forcierte exspiratorische Volumen und die Einsekundenkapazität waren mit oder ohne Orthese gleichmäßig reduziert, der Tiffeneau-Wert blieb unverändert. Behandlungsdauer, Cobb-Winkel, Rotation und die Lage der skoliotischen Krümmung zeigten statistisch keinen Einfluß auf die untersuchten Lungenparameter. Aus diesen Untersuchungen folgt, daß eine krankengymnastische Behandlung in der Orthese wichtig ist.

MIX
Papier aus verantwortungsvollen Quellen
Paper from responsible sources
FSC® C105338

If you have any concerns about our products,
you can contact us on
ProductSafety@springernature.com
In case Publisher is established outside the EU,
the EU authorized representative is:
**Springer Nature Customer Service Center GmbH
Europaplatz 3, 69115 Heidelberg, Germany**

Printed by Libri Plureos GmbH
in Hamburg, Germany